JUNGLA PREMÉDICA

Alan Mael

Título original: *Jungla premédica*
Alan Mael
Colaboración: John Topo.
Fecha publicación: 12-2015
Editor: Alan Mael.
Edición: 1
Idioma: Español

"Que no se te vaya la vida, tratando de ganártela".

Anónimo, pero jodidamente sabio.

JUNGLA PREMEDICA

1. Aclaremos.
2. Vocachancla.
3. La llegada.
4. Abierto 24h.
5. Campo de exámenes.
6. Drogas de no recreo.
7. Hidrología & Friends.
8. El adjunto.
9. Sobreviviendo.
10. Postureo quirúrgico.
11. Bibliosex.
12. Pollacentil.
13. Fauna no médica
14. Reaclaremos.

1. Aclaremos

Existe en la medicina una verdad silenciosa que parece establecerse durante los primeros años de la carrera. Silenciosa, de tanto en tanto. "El alumno de medicina como paradigma de la élite universitaria". ¡Eres el elegido! Una etiqueta que se encargan de adjudicar las notas de corte, la propia fauna universitaria, los edulcorados profesores, y nosotros mismo en un asombroso ciclo de realimentación ~~repelente~~ positiva.

Bien. Siempre creí que este libro iría dedicado a dos tipos de personas. Número uno, estudiantes de la carrera. Y aquí va la primera advertencia. Si eres una de esas personas que vive para, por y mediante la medicina, creo que este libro no es para ti, en absoluto. Es más, ciérralo antes de que cada capítulo contribuya a empeorar tu ya de por sí fluctuante humor. En su lugar, siempre puedes descargarte alguna aplicación para el móvil y *"jugar"* (en cursiva y comillas, por el amor de dios) a responder preguntas MIR y auto convencerte de que, sencillamente, eres la hostia.

Número dos, proyectos tempranos de medicina. Estudiantes de bachiller que, intrigados, desean conocer las entrañas de una carrera especial (muy, demasiado especial) que a buen seguro logrará cambiar sus vidas. A vosotros os digo; no os asustéis, en este libro hablaré de la parte más jocosa de la medicina, pero también de alguna que otra virtud. Al menos, eso espero.

Tampoco vayas ahora a hacerte el afligido. Si la nota de corte (o la cartera, *privados*) te lo permite, vas a entrar igual en

9

esta carrera aunque la pinte peor que comenzar arquitectura en pleno 2010.

"Fauna médica" nace del aburrimiento, y no de ese que uno tiene durante el día a día. Nace del eficaz aburrimiento que emerge en lo profundo de los testículos al observar todo este proceso de seis años en el que, muchas veces, los propios estudiantes de medicina somos nuestros peores enemigos.

Seis años intensos donde las supuestas alianzas y el compañerismo se transforman en una carrera por saber quién la tiene más grande. La nota. La vocación. La aspiración. Seis años en los que nos dedicamos a sonreír al prójimo, mientras nos dedicamos alguna que otra zancadilla. Esto es la jungla. Y las cuchillas, sutilmente, sobrevuelan tu cabeza a todas horas.

Pero no todo es malo, ni mucho menos. También intentaré explicar algunas bondades de la carrera. Partes a salvar. Todo lo positivo que me llevo tras los seis años ya vividos. Que no es poco, por mucho que en este libro adopte el papel de mosca *porculera*. Y porque tampoco soy gilipollas, si todo fuera tan negro como pretendo teatralizar, me hubiera metido a maestr… ariquitec… ¿ingeniero? Puta crisis.

Todo muy anónimo, eso sí. Las perlas que están por llegar serían difícilmente compatibles con ejercer la medicina durante la residencia, sin ser señalado por los pasillos como el hereje, la mosca, la oveja negra, o el subnormal profundo que escribió un libro criticando la perfecta y helada jerarquía médica.

Tampoco es uno de esos libros en los que uno relata de forma emotiva y trepidante una serie de casos que le han llegado al corazón, y espera que con más o menos soltura también conmuevan al lector. No. Para eso existe la droga televisiva *Anatomía de Grey* o cualquier derivado, que te lo da todo visual, masticadito, y con una fantástica banda sonora de fondo que te toca la fibra incluso aunque la escena muestre a un traumatólogo ejerciendo. UN TRAUMATÓLGO. Cuánto daño ha hecho *Anatomía de Grey* señor, ¡cuánto!

Entonces, uno puede llegar a preguntarse, ¿qué coño es este libro? La verdad, ni idea ¿Y yo que sé? ¿Qué más da? Deja de querer aprender cosas todo el tiempo.

Varias cosas más. Durante nuestro recorrido, encontrarás numerosos porcentajes, datos estadísticos, cifras exactas y demás intentos de dar algo de seriedad a las gilipolleces que vas a escuchar. No te los creas, son mentira. Invenciones, falacias creadas con el objetivo de apoyar mis vivencias. Ya verás como consigo colarte alguna. No bajes la guardia.

No pretendo, de igual manera, utilizar un lenguaje complejo y rítmico que dote al texto de un carácter elitista, puesto que no lo tiene. ¡Cuán fácil sería unir vocablos en cadenas rítmicas, magnéticas, que consiguieran hechizar al lector con una falsa noción de cenit!

Te han dado ganas de vomitar. Normal. Como ya habrás podido comprobar, el texto planito y las cosas claras que aquí lo importante es el mensaje, cargado de maldad.

Son muchas las ocasiones en que los escritores tratan de camuflar un pésimo contenido mediante el uso de palabras complejas, confusas o extrañas. No tienes de qué preocuparte, en Jungla premédica nadie va a intentar engañarte. El contenido es una boñiga, y nosotros te lo decimos, ya de entrada. Al menos, confiamos en lograr que *Jungla premédica* sea una boñiga medianamente graciosa.

Sepa el lector que también se hará un excesivo uso de la ironía. Que gran herramienta, la ironía. Actuando como un filtro implacable, permite que el escritor transmita un mensaje contundente, solo a quien él desee. Esto es, a aquellas personas capaces de distinguir dicha figura retórica.

En resumen, una extraña mezcla de acidez y mala leche que solo pretende crear un momento de distracción, humor, e incluso (poniéndonos seri... ¿serios?) reflexión sobre qué camino estamos tomando en nuestro ascenso hacia la medicina. Más allá de lo superficial, un mensaje sobre nuestro preocupante coqueteo con el amplio espectro de la soberbia.

Que empiecen los lloros.

Capítulo 2: Vocachancla.

Vocachancla, en efecto. Si al leer el título del capítulo has realizado un rápido juicio de valor tras certificar (con ostentosos conocimientos) que vocachancla no se escribe tal que así, ¡felicidades! Puede que este libro hable más de ti de lo que crees.

Como el libro va a tratar de seguir una especie de orden cronológico, no está de más charlar sobre el que podría ser el verdadero inicio. Mucho antes de tu paso por la carrera, por el instituto, e incluso antes de la escuela. Por los verdaderos inicios.

La vocación. La jodida vocación. Podríamos decir que anida en un porcentaje bastante elevado de los casi-médicos. ¿Un 70%? Por ejemplo.

Pregunta a cualquier candidato a médico y te dirá que la vocación es ese profundo sentimiento innato que le ha acompañado prácticamente desde los inicios de su vida. Inexplicable, orgásmico, mágico. Ser médico era EL camino, único y verdadero. De hecho, ese niño, niña o intersexo acostumbraba a jugar con kits médicos procedentes del *todo a cien*, y además, amaba las series médicas españolas de la época.

¿Es necesaria la vocación para ser médico?

Definida por la RAE, la vocación es la *"Inclinación a cualquier estado, profesión o carrera"*, aunque curiosamente también la *"Inspiración con que Dios llama a algún estado"*. Es decir, si mientras estudiabas *Conocimiento del medio* ya estabas pensando en la medicina, o si llegó a ti a través de inspiración divina (*de todo hay en la viña del señor*, aunque el señor no exista), eres un elegido.

Bien sea un caso o el otro, por todos es conocido que medicina transmite una imagen de pura vocación para el resto de la sociedad. Una carrera larga (aunque no más larga que el paro de la mitad de carreras universitarias) y dura, cuyo esfuerzo acaba por recompensarte el alma, y el bolsillo. Justamente, los dos ingredientes que hacen triunfar a cualquier secta estándar que se precie.

Pero entonces, ¿se necesita vocación? Tan ardua pregunta es capaz de generar poderosos debates, y estoy seguro que tú tendrás tu propia opinión. Si quieres darla a conocer, ~~escribe tu propio libro, coño,~~ puedes hacérmela llegar a través de algún tipo de correo o algo así, estoy seguro.

En mi opinión, que es tan válida e inservible como la tuya, la vocación como requisito indispensable es un error. Debería desaparecer como el gusto innato, y en su lugar establecer una serie de cualidades que te pueden ayudar a ser mejor médico. Tres preguntas bastan, dando por hecho que estés dispuesto a estudiar una carrera de dificultad intermedia como es medicina. ¿Te gusta el trato con las personas? ¿Crees que puedes llegar a ser empático con ellas? ¿Crees que serás capaz de mantener un mínimo de humildad?

Si ese es tu caso, estás preparado para medicina. Olvídate de aquellos que aseguren que no hay medicina sin vocación, que te hundirás, que será demasiado, que esto no es lo tuyo si no estaba escrito de esa manera. Mentira. Todo es mentira. No creas en el destino, ni en la magia. Medicina no es magia. Y por suerte, tampoco es ingeniería aeronáutica. Si quieres, puedes. Tú, y tu vecino Paco el del tercero.

Sea como fuere, existen múltiples vías por las que has acabado, o acabarás estudiando medicina. Y por extraño que parezca, tu gusto u opinión no siempre es la única y verdadera razón. Una de ellas, tan obvia, son tus padres.

Curiosos, los padres que nos trajeron a este mundo cruel. Sean médicos o no, la medicina les apasiona para su hijo. No nos engañemos, quieren lo mejor para ti, y eso es perfectamente compatible con el placer que les supondrá contarle a todos los vecinos que su hijo estudia medicina.

En este contexto, *Las aventuras de Paca y Manolita* nos servirán como perfecto ejemplo de situaciones cotidianas, fruto de la pasión médica:

-¡Paca! Cuanto tiempo hacía que no te veía –exclama una mujer dicharachera, en un mercado al azar-. Tenemos tanto de qué hablar… me he divorciado.

-¡Hombre Manolita! Siento mucho lo de tu divorcio. Ay, ¡Mi hijo ha entrado en medicina! Pero cuéntame, ¿cómo lo llevas?

-Pues ahí ahí… -responde la Manoli, algo cabizbaja-. Se me está haciendo algo duro…

-Ya. Pues mi hijo estudia medicina ¿sabes?

-Sí, lo he escuchado, es geni…

-MEDICINA MANOLA, MEDICINA.

-Debe estar muy content…

-MEDICINAAAAAAAAAAAA.

-QUE TE FO**** PACA.

Un poco teatralizado. Pero el concepto está claro. Joder, es que suena grandioso. Existen múltiples tipos de padres de acuerdo a la forma de educar a los hijos frente a la universidad; en esta ocasión resumiré los importantes en dos:

- Primero, los que te desean felicidad. Les suda completamente que estudies filosofía, biología o medicina mientras seas feliz. La autoridad que ejercen es baja, a cambio de una gran flexibilidad. Son padres más modernos, atrevidos, soñadores.

Si las cosas no terminan por salir como uno deseó en sus sueños más húmedos, y acabas en el paro, no te preocupes. Ellos te acogerán el tiempo que necesites, pequeño topo. Siempre te animarán. Hasta que dejen de hacerlo.

- Segundo, los que te desean dinero. Les suda completamente tu opinión, ellos quieren que estudies algo que te permita ganar dinero y/o suponga un mínimo de reputación, que a largo plazo se traducirá en dinero. ¿Qué te has creído, que tus padres son gilipollas? Y no lo hacen porque pretendan enriquecerse a tu costa, más bien porque pretenden dejar arreglada tu vida, y que nunca sufras pobreza, paro, o cualquiera de ese grupo de palabras negras que supongan que ellos sean quienes desembolsen.

Si intentas salirles con que el periodismo o el arte es tu pasión oculta, mediante diversos mecanismos lógicos tratarán de aplastar tus sueños, argumentando que los *hobbies*, *hobbies* son, y que en la vida hay que ser realista. Ganar dinero, y asegurarse un futuro.

¿Conclusión? Mientras seamos jóvenes, intentemos seguir creyendo que en la vida no hay que ser realistas, ricos, o poderosos. Tan solo felices (joder, te ha subido el azúcar. A mí también). Al menos creámoslo hasta que otros vengan a destruir nuestros sueños, o nos hagamos demasiado mayores para soñar.

Bien. Llegado al punto de saber que la medicina es lo tuyo, por vocación o porque les sale de las pelot** a tus padres, toca atravesar una jungla que no es la premédica, pero que también es mucha jungla. El instituto.

Son diversas las voces que defienden que quizás, bachillerato es uno de los cursos más difíciles en la vida del estudiante. Una batalla en la que la victoria no se mide por el aprobado, sino en mantener una media mínima de ocho. En un instituto. Te puedes cagar.

Tus compañeros, que intentan sobrevivir a hostia limpia para alcanzar un 5, han de ser testigos de como tú sufres el verdadero terror por la posibilidad de haber sacado un 6 o 7 en un examen. Testigos de tus lamentos tras haber finalizado un examen que crees que te ha salido regular, en el que luego sacas un 9.75. ¿Cómo no van a odiarte, esquirol?

Piénsalo en frío. Has hecho un examen casi perfecto, pero no perfecto del todo. Te has pasado las cuatro horas siguientes dando vueltas en tu cabeza a ese subapartado del subapartado que vale 0.25 puntos, y que crees que has puesto mal aun sabiéndote la respuesta. ¡Y solo lo sospechas!

O peor aún, en vez de darle vueltas en tu cabeza, has vomitado de lamentos a tus compañeros (luchan por el 5, recuerda) durante un par de horas. Di que sí, a tomar por culo el mundo. El *síndrome del repelente porculador*. Me importa mi nueve y los demás podéis arder en el infierno del suficiente.

Yo mismo fui uno de estos anormales. Y aunque en mi frágil defensa diré que uno es joven, y poco consciente de las cosas, la vida es bastante perra y el karma, aún sin existir, a veces consigue dar buenas lecciones a los repelentes. Porque al igual que siempre hay alguien más rico, más poderoso, o con más nivel en el *Candy-Crush* que tú, también hay alguien más repelente. Y en medicina, decenas. Por eso cuando llegas a la carrera acabas sufriendo lo que un día tú hiciste con tus pobres compañeros en el instituto. Los lloros de otro *repelente porculador*. Pero este es un tema complejo, que desarrollaremos en un capítulo posterior.

Tema aparte sería el *boom* por la medicina que llevamos arrastrando ya cerca de ocho años. No siempre fue así, de hecho. En el año 2005/2006 era posible acceder a medicina a través de PAU con un 7.5 en tu expediente. A partir de ahí, medicina entró en esa agónica fase de *"carrera de moda"*, por lo que su nota de corte escaló año tras año, hasta llegar a las cifras de hoy, que rondan el 9 sobre 10 para facultades como Granada o Madrid.

¿Cuál es el motivo de tan fatídica maldición?

Número uno, la crisis. Recuerda que esta lista no es más que una invención en el tórpido contexto de un libro boñiga, de ahí que no vayas a estar de acuerdo con gran parte de ella.

La crisis económica ha conseguido llevarse por delante la reputación de un buen puñado de carreras que antaño fueron el terror de las PAU. Arquitectura, ingeniería de puentes y caminos, obras públicas. Carreras más complejas que medicina cuyo futuro para sus estudiantes ha sido incierto, arrastrando una inevitable imagen de paro. Nunca ha sido así para medicina.

Lo que antaño fue una carrera larga y tediosa, repleta de alternativas más rápidas y suculentas, años después de convirtió en ese valor seguro que todo padre quiere para su hijo. Trabajo, dinero, y reputación, todo en uno. El paro en medicina es virtual mientras uno disponga del tiempo, los recursos y las ganas de estudiar a cambio de un sueldo probablemente más bajo del que merece. Esto es, repetir el MIR y asegurarse un sueldo (penoso) como residente.

Ello nos lleva al número dos, el fenómeno *faltan médicos*. No, caballero, lo que falta es dinero, no médicos. Cada verano, las principales cadenas de televisión nos inundan con imágenes de urgencias colapsadas. Últimamente, incluso durante el invierno: Pruebas de imagen que se retrasan semanas, especialistas que citan en consulta para meses... No faltan médicos, lo único que falta es dinero para contratarlos.

Y como no, número tres, el caché. Dejando a un lado mi opinión personal, resulta obvio que en apariencia, ser médico es sinónimo de ser más. Más que otras carreras, más que casi cualquier otro trabajo. El poder, como siempre, perturba la mente y al final muchos médicos acaban por adoptar roles megalomaníacos fruto de toda esa fama. Terminan por padecer *medicinitis*.

(No, no hay nada más repelente que coger un nombre al azar y añadirle el sufijo –itis).

En medicina, se tiende a pensar que nuestro único propósito en la vida siempre fue la práctica médica, y no cualquiera. Una perfecta y grande; arreglar. Salvar vidas. Con lo importante que suena eso.

Eso nos presupone un estrato superior en la sociedad, que más allá de la palabrería fácil sale a relucir a través de la condescendiente realidad. ¿Traducido? Nos lo tenemos muy muy creído.

¿Cómo una persona puede sumergirse en un sentimiento narcisista tal, que le lleva a pensar que no hay buena medicina sin vocación?

Quiero pensar que los requisitos para ser un buen médico son otros. Por encima de todas las cosas, empatía. Y no solo la de los libros, la que nos intentan meter con calzador en la facultad. Empatía con la sociedad, para reconocernos como un trabajador más. Empatía cuando sea sinónimo de humildad.

Y de esa forma, por mucho que durante tu infancia medicina fuera una opción más y no la única, si cumples los requisitos que me acabo de inventar, seguro que dispones de mayor probabilidad de ser mejor médico que tu compañero *repelentín*, que tiene mucha vocación pero se pasa la empatía por donde ambos sabemos.

El vocachancla, en resumen, es esa perfecta y mugrienta combinación de falta de humildad y repelencia absoluta, que tanto prolifera en medicina. Esto no quiere decir, ni mucho menos, que todos aquellos compañeros con vocación sean vocachanclas, ni que todos los repelentes carezcan de humildad.

Pero resulta obvio que la humildad acostumbra a mermar conforme pasan los cursos, en un porcentaje preocupante de premédicos.

Los mismos alumnos que durante los primeros cursos acusaban a sus compañeros mayores de ignorarlos por completo durante sus prácticas, años después se convierten en ogros que observan con desprecio a los *polluelos* que van tras ellos en el hospital. Resoplan. Les dedican miradas cargadas de lástima. Y otras tantas por encima del hombro.

Residentes que no te hacen puñetero caso, pero que durante su etapa como estudiantes acostumbraban a quejarse del vacío que otros residentes les hacían. No es *karma*, es ser muy gilipollas.

Los vocachanclas, eventualmente, desarrollan síntomas repelentes que terminan por desembocar en una *medicinitis* irreversible; cuando tu vida gira entorno a la medicina, y nada más. Algo irreparable. ¿Vives para trabajar? ¿Sacrificarías tu tiempo libre, familiar y de ocio por ser el número uno, el mejor en lo que haces, pero no ser nada más?

No, por supuesto. A estas alturas de la carrera, tan tempranas, nadie lo haría. Suena horriblemente feo, cuando una vida queda reducida al trabajo.

Pero la jungla médica, tan implacable, termina por arrollar a un gran porcentaje de médicos.

Capítulo 3: La llegada.

A ver. Dejemos una cosa clara, nada más comenzar este ¿trepidante? tercer capítulo. Los dos primeros años, "eso" que se hace en la carrera aún está muy lejos de le medicina. ¿Músculos, huesos, y un poco de fisiología? Venga ya. Con todo ese "conocimiento" dime como planeas responder a las preguntas de tus conocidos cuando quieran saber si ESE puntito negro y ridículo que tienen en la piel es un cáncer de piel mortal. Y YO QUE SÉ. ¿Tengo cara de haber podido escoger dermatología?

Centrémonos. Nuestra trepidante carrera resultó parcialmente inmune a los efectos compresores de Bolonia, por lo que seis años dan para muchas asignaturas extensas de las que tiempo después no vas a recordar absolutamente nada. Asignaturas relleno. Mierda pura, para entendernos.

Primero de carrera… ¿qué podemos decir de primero? Resulta inevitable experimentar esa sensación de alivio al haber accedido, por las buenas o las malas (pagando en la privada, pillín), a esa carrera donde solo acceden los *mejores*.

A partir de aquí, estás de enhorabuena. Podríamos decir que los primeros cursos no son más que una extensión de la parte más biológica de tu bachillerato. Y no, no estamos en una carrera de números por mucho que nos guste pavonearnos de ello. Medicina es una carrera de ciencias, pero también de letras. Pura memoria. Salvo contadas excepciones, lo único a lo que nos debemos es a memorizar músculos, huesos, nervios, etiologías, patogenias, clínicas y tratamientos, en progresivo orden cronológico.

El estudiante repelente ataca:

"¡¡Hereje!! ¡Pero cómo te atreves a insinuar que medicina es una carrera de letras!! Nosotros tenemos que entender muchísimos conceptos. Las letras son fáciles, sucias. Una deshonra".

En derecho también han de comprender aquello que estudian, para aplicarlo a la práctica. Letras. Quizás sean casi todos del PP, pero eso no los hace malas personas. ¿No?

Otra cosa sería aprender un temario teórico mediante herramientas que te permitan resolver problemas nuevos (números), y no vomitar temario, que es lo que solemos hacer nosotros. Que cada examen sea una prueba lógica a la que no te hubieras enfrentado antes, jamás.

Existen varias pruebas irrefutables para demostrar la teoría de las letras. Tome el profesor un problema matemático sencillo, en base a cualquier necesidad de calcular una dosis de tratamiento. Plantee dicho problema al resto de la clase, y espere la reacción. Caos absoluto. Incluso aunque se trate de la regla de tres más sencilla, los sujetos premédicos responderán aturdidos ante un problema de razonamiento.

Los más repelentes levantarán la mano y apuntarán, indignados, que eso de hacer operaciones no se ha dado aún en el temario. Los más débiles sucumbirán ante los números con dolorosas jaquecas. Suerte que en medicina tan solo rozamos tres o cuatro asignaturas de cálculo.

"Pues a mi en bachillerato me encantaban las matemáticas, ¡ja!".

Por supuesto. Porque tú eras de los listos, ¡qué duda cabe! Como me atrevo a insinuar lo contrario y mezclarte con esa chusma de letras. Pero ahora estás en medicina. Memoriza, vomita y triunfarás (académicamente).

"Tú lo que eres, es un gilipollas".

Totalmente cierto.

Habiendo aclarado este concepto, la llegada al entorno universitario puede resultar chocante para el alumno de medicina estándar. Muchos de nosotros fuimos delegados en nuestros respectivos institutos, cargados de repelencia y ganas de destacar con el imaginario poder que te otorga un ¿cargo? Como delegado. Y ahora llegas a una clase, una selva donde el 80% del personal se regodea en pura repelencia.

Hay dos tipos de repelentes. Los que no lo ocultan, y los que van de "yo no soy de esos", una especie más sagaz, peligrosa. Si tú eres de esos, no pasa nada. Aquí te comprendemos y te queremos tal y como eres.

Toda esta teoría se traduce en la práctica en varios hechos que no resultan infrecuentes en el día a día. Algunos ejemplos fáciles, normas que el repelente *Gold* procura seguir diariamente y a los que tendrás que ir acostumbrándote:

1. Siempre llega antes a las clases. El proceso de adquisición de conocimiento repelente requiere un ostentoso ritual en el que uno ha de preparar el mercadillo. Hojas, estuche, libros, diapositivas impresas, folios, más folios de reserva por si la clase se extendiera 5 horas más, y una linterna por si se fuera la luz. Nunca se sabe. Todo listo. Y sobre todo, llega antes para cumplir el punto número dos.

2. Se sienta en primera fila, estrictamente. No para escuchar mejor, ni porque sea un *yonkie* de ese olor a naftalina de la dino-profesora de turno. Simplemente para dejarse ver. Dejarse ver forma parte de un complicadísimo proceso en el que el repelente cree que el profesor acabará por reconocerlo, y eventualmente premiar su interés de alguna u otra forma que nunca llega a suceder. ¿Pero qué más da? Sentirse reconocido, o creerlo así, hace sentir una insospechada plenitud al repelente. Déjalo, es demasiado complejo, no lo entenderías.

3. Pregunta. Mucho. Y muchas veces pregunta cosas que ya sabe para generar cuestiones que sí es capaz de responder, y de esta forma, captar la atención del resto y dejar clara la supremacía intelectual. O encadena preguntas que PODRÍA BUSCAR EN EL JODIDO GOOGLE CINCO MINUTOS DESPUÉS DE TERMINAR LA CLASE Y ASÍ NO JODER AL RESTO.
Perdón. Cosas del directo, me he dejado llevar por una mezcla de recuerdos y experiencias vividas en primera persona. ¿Cómo he podido?

4. Copia y transcribe las clases como si no hubiera un mañana, como si cada verdad médica fuera recitada por el profesor tan solo una vez en la vida, y nunca más. A veces transcribe los movimientos y el tono exacto, cual diario. Está muy loco y se pasa por el sitio prohibido la advertencia del profesor cuando este apunta eso de "esto no lo copiéis". Le va romper las normas, ¿qué pasa?

5. Al final de la clase, se acerca al profesor. Lo hace tímidamente, como si nada pasara, mirando la hoja de apuntes mientras avanza con decisión y alevosía. Cuando está suficientemente cerca, formula una pregunta que lleva pensando una media de 15 minutos mientras esboza una sonrisa de humildad. O lo intenta.

6. Tras finalizar la jornada académica, el repelente necesita más marcha. Por ello es frecuente que envíe una media de 2/3 preguntas mensuales al profesor vía email. Y porque no tiene su Facebook personal.

Así es, amigo o amiga. El primer día que llegues a la facultad de medicina te verás inmerso en una marea de gente de todo tipo. Puede que lo intentes, pero te resultará imposible identificar de entrada a los repelentes.

Medicina es una carrera cargada de sorpresas. Las impresiones del inicio de curso suelen jugar malas pasadas a los recién llegados. Es muy común que ese compañero o compañera con la que te sentabas los primeros días de carrera te salga rana, y acabes juntándote con aquellos que te parecieron más *reguleros* en un primer momento.

No te asustes, los repelentes de pura cepa representan menos del 20% del total de compañeros, aunque se saben camuflar bien. El otro 80% son –somos- repelentes. Pero no tanto.

Otra de las ventajas inesperadas es el descubrimiento de lo obvio; ya no necesitas brillar. Si antes necesitabas mantener una media superior a 9 para tener la mínima posibilidad de acceder a este esperpento de carrera, la cosa cambia cuando uno ya está dentro.

Eso sí, siempre quedan pequeños… regazos de épocas pasadas y gloriosas. Qué difícil es perder algunos malos vicios. Por eso cuando el profesor está dando su temario y explica una patología que no has escuchado (ni lo harás) en tu vida, y advierte aquello de "Esto solo es para nota", el jodido 95% lo copia. Por si acaso. Y porque se echan de menos las buenas notas.

Tranquilo, relájate. Quieras o no, a partir de ahora los 5.0 te sabrán a notables, y los notables, a viejos excelentes. Le darás vueltas a esa frase típica de "Si en bachiller hubiera estudiado como ahora…", pero nada, en el resto de carreras todos piensan absolutamente lo mismo.

El problema, es que ahora los excelentes y matrículas de honor generan tolerancia y dependencia, como la heroína. Esto es, si acostumbras a rozar el notable, un excelente te sabrá a gloria, y una matrícula de honor será motivo de orgasmo médico (que por suerte para la humanidad, es un concepto totalmente inventado).

Pero si acostumbras a navegar sobre la excelencia, pronto creas ese mágico fenómeno de tolerancia, y cuando cae un notable, lo miras con recelo. Dependes del nueve o más. Un notable o un aprobado está bien… para el resto de estudiantes normales, no para ti. Así es como piensan, muy en el fondo, un buen puñado de repelentes.

Tan acostumbrado estás a responder convencido al 95% de las preguntas, que en cuanto sales de un examen habiendo asegurado solo un 80%, el mundo se convierte en un lugar hostil para ti. Mal humor, nervios, dudas, ¿por qué respondí esto, si sabía que era esto otro? ¿Por qué no me levanté hoy a las 6AM para ese último repaso final? ¿Y si… SUSPENDO?

El alumno medio tiende a centrar TODA su atención en esas cuatro preguntas (de las ochenta en total) que respondió mal, y entra en un ciclo de destrucción mental que acaba por conducirle a la terrible posibilidad del suspenso. TERRIBLE.

Como es obvio, luego saca un 8.5, y el resto de mortales normales ~~se cag* en su p*** m****~~ lo acepta con resignación.

El buen rendimiento académico también se puede aprovechar para sacar pecho:

-Ay, Manoli, ¿cómo estás? –Pregunta Paca, tras coincidir con su amiga en la pescadería de la esquina-. Siento lo del otro día, ya sabes como somos las madres. ¿Qué tal esos ánimos?

-No te preocupes Paca –responde Manolita-. Las cosas van mejor con el divorcio, pero el Richi me está sacando unas notas bajísimas en matemáticas.

-¡NO ME DIGAS! Mi Repelentín tiene una matrícula de honor en anatomía.

-Qué suerte, Paca... No sé qué hacer, si apuntar al mío a repaso...

-¡No veas cómo repasa y estudia el mío! ¡Qué poderío! ¡Qué listo es! Estoy taaaaaaaaaaaaaaaaaaaaaaaaaaaaaaaaaaaaaaaaaaaaaaaaaaaaaaaaa aaaaaaaaaaaaaaaaaaaaaaaaaaaaaaaaaaaaaan orgullosa.

-Paca haz el favor...

-¡¡Matrícula de honor, Manoli!! –Exclama Paca, mientras zarandea a su compañera con fervor-. ¡Y le convalidan créditos de esos! Tengo al hijo más perfecto del mund...

-¡SE ACABÓ, VIEJA FURCIA, VEN AQUÍ QUE TE COJA DE LOS PELOS A TI Y A TU RATA DE BIBLIOTECA!

Lo de Paca y Manoli no puede acabar bien.

Sigamos. Todo el mundo debería suspender alguna vez durante la carrera, puesto con total probabilidad lo hará más adelante en algún momento de su carrera profesional. Suspender,

28

fallar, enfrentarse a lo desconocido. Un extra de presión al que uno no tiene más remedio que adaptarse.

Acostumbrados a la perfección académica, cuando las cosas se tuercen durante la residencia, el mazazo resulta implacable para aquel pobre angelito que no ha fallado en su vida. Hasta las actitudes más responsables tienen sus propios efectos secundarios.

No me es posible finalizar este tercer capítulo sin hablar de un tema polémico que como excepción, me hará adoptar el rol de *abogado del diablo*: El consuelo vengativo de los no-repelentes.

¿Y qué es esa mierda que te acabas de inventar? Te preguntarás.

En cuanto pasan los años, los no-repelentes observan atónitos e indignados como sus compañeros rozan la excelencia mientras ellos han de maniobrar a trompicones para intentar alcanzar el aprobado.

Algún mecanismo de defensa debían inventar para no sucumbir a la presión. Puede que no sean repelentes, pero tampoco son tontos. Por ello idearon el consuelo.

El consuelo es un arma eficaz que el no-repelente combina con gracia para lanzar dardos a sus opuestos. Argumentos para convencerse de que es mejor no ser repelente. Generalmente se reúnen en grupo, y casi siempre utilizan la preposición "pero" en su tesis, que para que engañarnos, es fabulosa:

- *"Puede que repelentín saque muy buenas notas, pero en realidad es bastante cortito. Eso es porque estudia muchas más horas que yo"*.

- *"Vale, repelentina tiene un expediente casi perfecto, pero la medicina no son unas notas en un papel... la medicina es el contacto y la empatía con el paciente, y repelentina es NULA para eso".*

- *"Prefiero tener vida social antes que tener las notas repelentilón"*

Argumentos diversos que, con mayor o menor veracidad, hacen más fácil la vida del no repelente, consolando sus déficits mientras señala en negrita las debilidades de todos sus amigos repelentes.

Aquí a cabrón no se salva nadie.

Y aunque lo haya despersonalizado todo lo que he podido, es obvio a que "lado" de los dos pertenezco. Si dudas, cierra el libro, y tíralo al váter o por el balcón, lo que te pille más cerca.

Capítulo 4: Abierto 24h

En general, la vida del estudiante de medicina es medianamente buena en cuanto a carga de estudio, mala en cuanto a carga de clases teóricas. Esto es, en tu día a día vas a llevar a cuestas horas y horas de clases presenciales, trabajos y otras prácticas, pero el examen de esa asignatura, por muy complicada que pueda parecer, se puede sacar estudiando durante una o dos semanas.

Pero no lo hagas, por supuesto. Jungla premédica te recomienda un estudio diario y constante, y una vida repleta de felicidad, y... y... zzzzz. Todas esas mierdas que ya sabes, vamos. ¡Viva hacer lo correcto!

Tampoco es el de medicina el estudiante asocial tipo. Sale, se divierte, y se relaciona con otras personas a pesar de que incluso en la fiesta más bizarra todos los temas de conversación lleven a uno, el único y exclusivo. Es inevitable. Al final se acaba hablando de MEDICINA. Qué sorpresón.

Los maestros, ingenieros o abogados no charlan en una cena sobre lo divertida que les ha parecido la ley que han dado hoy en clase, pero aquí forma parte de un pack indivisible. El compañero de tu derecha puede estar hablando del caso tan rocambolesco que ha tenido hoy en el hospital (cuánto más raro y morboso, mejor), y la de tu izquierda, lo negra que ve la próxima convocatoria de exámenes. Mucho más difícil que la del año pasado, y desde luego, más complicada de lo que otros compañeros habían asegurado. Cabrones.

Obviamente, compartir una misma carrera se traduce en recurso fácil para generar un tema de conversación, quizás el más sencillo de todos. Pero tan inteligentes como nos creemos, explorar cualquier otro tema de conversa, se vuelve una tarea sorprendentemente complicada.

Ejemplos aislados que te deberían sonar:

"¡No sabes lo que me ha pasado hoy en quirófano! Me he lavado y ha sido tan genial, he podido..." (Aquí puedes ponerte en modo stand-by mental y todo irá bien. Asiente, sonríe, y de vez en cuando abre mucho los ojos, en plan sorprendido).

"¿Recuerdas aquel señor mayor tan simpático que te conté? Pues ayer murió..." (Acojonante, ¿me vas a contar como murió tu paciente mientras me estoy comiendo este jodido trozo de pizza mugrienta?)

Vivimos en un círculo médico del que muchas veces es difícil escapar. Por eso desde Jungla premédica te recomendamos una terapia de desintoxicación médica mínima de dos meses, en verano, preferiblemente con gente cuyo futuro esté alejado de toda profesión que termine en −ólogo.

Manteniendo la humildad, por favor. A veces hasta eso se nos hace difícil. Esto es así, aunque sea una verdad silenciosa que todos escondemos. Aquí casi todo el mundo piensa que está hecho de una pasta distinta. ¿Cómo no, después de todo lo que acostumbramos a recibir?

Si el selectivo es una criba en la que medicina es el *top*, tú has superado esa criba llegando a la cima, aplastando a todos por el jodido camino. A lo largo de los años posteriores has recibido halagos de tus familiares, y los profesores de varias asignaturas han dicho aquello de… *"Los que estáis aquí, sois simplemente los mejores de cada bachillerato".*

Al final, un gran porcentaje de premédicos cae rendido y acaba por creerse… especial. No todos terminan degenerando en personas altivas e insoportables, pues a menudo el sentido común interviene en el desarrollo de complejos de semidiós. Pero el narcisismo quizás es el precio a pagar por tanta adoración.

Tampoco exageremos. Sería ridículo recriminar a tus padres, profesores y amigos por estar orgullosos de ti. Lo están, y con toda la razón si estás haciendo aquello que te gusta.

La medicina para tu entorno más cercano también es otro punto de conflicto del que pretendo sacar mierda. Como impacta esa palabra en tus amigos de toda la vida, en tus familiares, en el entorno no médico.

Así como entre compañeros de carrera resulta un tema fluido y accesible, con respecto a los no médicos, hay dos posibles posturas, opuestas, y repletas de efectos colaterales difíciles de esquivar:

1. El estudiante que habla de medicina en cuanto puede. Si decidiste hacer pública tu repelente vida, serás de esos que aprovecha la mínima oportunidad para remarcar su condición de estudiante de la profesión magna.

   Esto supone que a la mínima que surja cualquier tema sanitario en una conversación aleatoria, aprovecharás para contar una, dos, o siete anécdotas durante tus prácticas. A partir de la segunda, tus amigos van a dejar de escucharte pero esbozarán una sonrisa como si lo estuvieran haciendo. Porque son tus amigos, te quieren, y saben que necesitas desahogarte. Pero les importa una mierda. No seas pesado.

2. El estudiante que no habla de ello.

   En el otro lado se encuentran aquellos alumnos humildes y puritanos, que no ocultan, pero mantienen su posición bajo un cómodo silencio. No se mojan en cuestiones médicas, y ante el dolor de la aplastante verdad (aún no tienen ni idea de nada), prefieren no mojarse ante las preguntas que familiares y amigos lanzarán como dardos envenenados.

   Al final, ellos terminarán por pensar lo mismo que tú. Que no tienes idea de nada. Porque de momento, es la verdad.

Resulta cuanto menos curiosa la capacidad de los familiares y amigos para lanzarte diversas cuestiones médicas que han ido acumulando con el paso del tiempo. A todo el mundo le da una pereza terrible ir al dermatólogo para preguntar si ese pequeño punto negro es un cáncer asesino. Tiemblan ante la posibilidad de que el especialista les mire con cara de *¿para esto has venido, angelito?*, o que la lista de espera sea infinita.

Por eso intentan aprovecharse de ti, utilizar lo que tienen a mano, por poco que sea. Te lanzan sus preguntas como si tú fueras una enciclopedia capaz de recordar cada jodido grano. Como si hubieras hecho el máster de traumatología (tras la piel, el "me duele la espalda" es la segunda consulta más frecuente por tus familiares).

NO. No tiene ningún sentido. Lo mires por donde lo mires. Imagina que esa misma señora que te preguntó por la lesión cutánea visita a su traumatólogo habitual, y le interroga a él; *("pues mire, ya que estamos, ¿qué le parece ésta heridita?")*. Primero, no lo hará porque sabe que el traumatólogo no tiene ni idea de piel, y segundo, efectivamente, el traumatólogo no tiene la cochina menor idea de piel.

¿Entonces por qué se supone que nosotros debemos tener una respuesta para cada duda? ¿Eh? Desde esta pequeña jungla estamos dispuestos a crear una plataforma contra señoras y conocidos que preguntan por su piel a estudiantes. Basta ya. No debemos ceder ante la presión de la *melanomitis*.

Desengáñate. En el fondo les puedes orientar, aconsejar, pero incluso aunque te pregunten de vez en cuando, todo lo que digas lo cogerán con pinzas. Tu familia te ha visto nacer, babear, aprender a cagar en la taza del váter y probablemente, comer tierra o alguna hormiga. Es muy difícil, a corto plazo, que les impongas algún tipo de respeto médico. Para ellos siempre serás su corderito.

Algo similar pasa con tus amigos. Te han visto llorar, rabiar, vomitar, y otras tantas situaciones donde tu dignidad desaparecía por completo. La única razón por la que el médico de cabecera les impone respeto y tú no, es porque no conocen los oscuros secretos del médico de cabecera, y los tuyos sí. No pasa nada.

Eso sí, siempre guardan un mínimo respeto por lo que les inspira el nombre de tu carrera, medicina. Tanto, que parece establecerse un vínculo entre tu nombre y esa palabra de seis letras diabólica, que te persigue hasta en tus peores sueños: Médico.

- Cuando salgas de fiesta con tus amigos, conozcáis a otros *homo sapiens* e intenten presentarte en sociedad, tu carta de bienvenida será tan obvia como centelleante; *"Este es mi amigo Paco. Es médico"*. Si eres rico, tienes lepra o eres gilipollas, da igual. Médico. Y ya está.

- Tu vecina de toda la vida, la que te ha visto crecer, sustituye tu nombre por éste otro de forma irreversible; *"¿Cómo está el médico?"*. Así, en tercera persona.

- Tu familia, sin embargo, cambia el artículo por un posesivo. *"¿Cómo está mi médico?"*¿Cómo está el médico de la familia?". Les perteneces por algún tipo de ley ancestral. Aunque en realidad, ellos han pagado lo que eres. Irrefutable.

- Sin embargo, tus amigos no van a ser tan formales, y en vez la palabra médico, harán uso de un sinónimo utilizando el nombre de algún personaje conocido *"¿Cómo está el Dr. House?"* (Tan obvio), *"¿Cómo está el Dr. Shepard?"* (Si eres muy peliculero), o *"¿Cómo está el Dr. Mateo"?* (En el peor de los casos).

Hablando de series, shows, espectáculos televisivos y otros esperpentos varios (que manera de encadenar temas que no tienen nada que ver entre sí, joder. Cuánto arte para el relleno).

Las series de televisión han visto desde siempre un gran filón en la medicina, en tanto que les permite contar historias sencillas, por lo general autoconclusivas y de un solo capítulo, en un formato eficaz en todo lo referido a causar sensaciones emotivas en el espectador.

Cualquiera es vulnerable a las historias que versan sobre la vida y la muerte. Los shows trasladan estas historias, creando capítulos que pueden parecer variados, pero siguen patrones sencillos. Exactos.

Algunos ejemplos de lo que te puedes encontrar en un capítulo de CUALQUIER culebrón médico:

- Accidentes cuasi mortales de parejas. Al final del capítulo, ambos sobreviven y comprenden lo mucho que se quieren. O uno de los dos muere, y rompe el corazón del otro. Para siempre. Con una banda sonora de fondo, mientras el resto de médicos comprende lo puta que es la vida.

- Incendios catastróficos, en los que sin saber cómo ni por qué, el médico acaba entrando ahí y salvando a un par de civiles, bebés, perros y plantas. Su piel es indemne a las llamas.

- Trasplantes, en los que un paciente recibe un órgano de la persona que menos se esperaba, o lo recibe justo a tiempo, antes de morir. ¡Cuándo todo parecía perdido! Y todos aprendemos una valiosa lección.

- Familiares que se reencuentran en el hospital tras muchos años sin verse. Todos con apendicitis (o cualquier chorrada) a la vez. El diario de Patricia.

- Embarazos, en los que surge alguna complicación y la madre decide sacrificarse para dar a luz al niño. O embarazos sorpresa, en los que el padre descubre que la mujer se la ha pegado con su mejor amigo. Ya le podías haber avisado, guarra.

- Graves perturbaciones en el hospital, de cualquier tipo. Esto incluye terremotos, tormentas, infecciones mortales, psicópatas, robots asesinos, *poltergeist*, apocalipsis, y una espiral de barbaries que, por suerte, nunca verás en tu hospital.

Sin embargo, los productores cayeron en la cuenta de que contar historias ajenas con personajes desconocidos terminaba por aburrir. Al público le resultaba mucho más atractiva la vida de esos médicos. Decidieron inspirarse en las más profundas telenovelas para crear una quimera perfecta. ¡El culebrón médico! En ejemplos prácticos como Urgencias, Hospital Central, MIR, Anatomía de Grey, The night shift, Chicago Med.

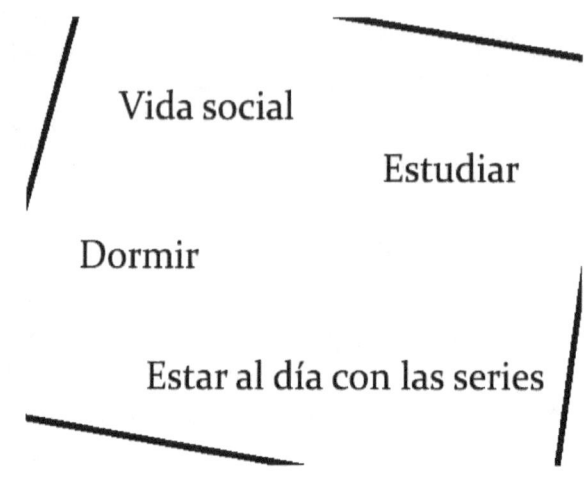

Vida social

Estudiar

Dormir

Estar al día con las series

Figura 4.1. El dilema universitario: Elige 3. Si estás en la privada, puedes elegir 4.

Tres o cuatro temporadas después, un actor estándar se ha acostado con el 60% del resto de la plantilla, y con el otro 20% hay alguna relación familiar secreta y desconocida. Y cuando no saben qué hacer, inventan embarazos. Vete tú a saber de quién es ese niño.

A la hora de trasladar todo este culebrón a la realidad, la población general no sabe a ciencia cierta si éste fenómeno de *putiferio* hospitalario es real o no. Sin embargo, en la carrera lo tienen bastante más claro. Todo éste esperpento es una exageración, bien alejada de la realidad.

¡JA!

Bien, pues no. El *putiferio* hospitalario es real, existe. Nadie lo televisa, y por lo general muchos secretos nunca salen a la luz. Pero los chismorreos van y vienen; Cuernos, revolcones, despechos, traiciones. Más cuernos. Todo es más surrealista de lo que uno imaginó, pero comprensible, hasta cierto punto, sabiendo que el hospital también es una jungla en la que diversos profesionales pasan horas, días. Guardias. Malditas guardias.

Así que estás de enhorabuena. Si sumergirte en un culebrón siempre fue una de tus pasiones secretas, estás bien metido en el ajo. Y si no, mala suerte. Pero algún revolcón te llevarás.

Vaya, se me ha ido completamente el hilo. Vale, ya. Los *clichés*.

Como íbamos diciendo, familia y amigos terminarán por hacerse una idea preconcebida de ti. De vez en cuando, te preguntarán alguna duda, muy básica, tratando de inspeccionar tu reacción y ver si les eres de ayuda. Pero malas noticias.

No importa cuánto estudies, o las matrículas que tengas. No vas a saber responder (ni tú ni el 73.12% de los médicos) a las quisquillosas preguntas que van a lanzarte. ¿Y eso por qué?

Básicamente, porque no te preguntarán así:

-Perdona Jaime, voy a comenzar un tratamiento con IECAs, ¿podrías ayudarme? ¿Cuál es su efecto adverso más característico, cof, cof?

No, las preguntas no serán de libro. Más bien algo así:

-¡Jaaaaimito tío! Mira, que esta semana empiezo el tratamiento para los granos, aunque pff, no recuerdo el nombre del medicamento. Y además estoy tomando un antibiótico de esos por una infección de orina, creo que Bexon... ¿es malo si me fumo un porro? ¿Eso interacciona?

-Pues... jejejejejeje (estira la sonrisa), tienes que decirme el nombre del genérico, no el nombre comercial. Así no puedo ayudarte.

-¿Tantos años de carrera para eso?

Para llorar. PLATAFORMA CONTRA LOS NOMBRES COMERCIALES DE MEDICAMENTOS y la destrucción de nuestro poco prestigio premédico. Y plataforma contra la interacciones. Joder, tampoco somos la Wikipedia. Si fuera por tus amigos, "Interacciones de los medicamentos con el Vodka rojo del Mercadona" sería una asignatura propia.

Ni lo sabemos todo, ni lo sabremos jamás.

Luego hay otros clichés, más cómicos. De tanto en tanto, uno navega por la *internete* y encuentra diferentes artículos, que pretenden mezclar humor con curiosidad, sobre como son las diferentes carreras. *"20 cosas que solo comprenderás si eres médico"*, *"30 verdades que solo comprenden los estudiantes de medicina"*, etc.

He aquí varios ejemplos para llorar. Copiados tal cual, como algún lumbreras los trajo al mundo:

"Si eres estudiante de medicina..."
"...no podrás esperar a que llegue el viernes noche... para poder estudiar lo que no estudiaste durante la semana.", "...te va a pasar que después de una larga noche de estudio, vas a ver una luz muy rara por la ventana, y no vas a entender qué es lo que

está ocurriendo. Pero finalmente te vas a dar cuenta que es la luz del amanecer".

¿Pero esto qué es? ¿Pero qué invento es eeeeeste? ¡Son las 7AM y hay una luz muy rara por la ventana! ¡Socorro! ¡Llama a tus padres, o pide auxilio, subnormal! Por favor, no entres al Sistema nacional de salud si alguna vez te ha ocurrido algo similar.

"No te duelen los músculos, sino que tienes mialgias, y no estás con sed ni hambre, sino que con polidipsia y polifagia. Las personas no están acostadas, sino que se encuentran en decúbito dorsal."

Oye mira, no, por ahí no paso. A mí me pica el huevo derecho, y me pica el huevo derecho. No tengo un "ligero comezón en el testículo derecho". Un respeto a las tradiciones más chabacanas. Hasta eso nos quieren quitar, y por ahí, no.

"Tienes el mismo color de piel durante todo el año."

¿Gris? ¿VERDE? Eso es mierda. Que ni para ducharte hay tiempo ya.

"Vas a consumir cafeína en todas las formas conocidas por el hombre —café, mate, RedBull— en cantidades que teóricamente te deberían haber matado".

Eso es verdad, ahí nos has pillado. No sé muy bien por qué. Supongo que cuando uno flaquea en su estudio, o tiene esa sensación, necesita cualquier estimulante. Aunque sea psicológico.

*"Comparas el precio de los **libros** en dos o más puestos antes de comprarlo."*

Eso es tan del 2008. Bájatelo en la tablet, joder.

"Sientes que no quedan cosas en el mundo que puedan darte asco."

Valiente afirmación. Uno nunca deja de sorprenderse, y el asco no siempre nace de la víscera más podrida.

"No entiendes qué hacen con tanto tiempo en Pedagogía y Publicidad, y crees que podrías terminar cualquier Carrera (a excepción de Medicina), en menos años de los que oficialmente duran."

Ay mira, basta, que *emeto*. Digo, que vomito. Alguien tiene que parar este río de lloros desmesurados. Basta de quejarnos de la dificultad de esta *xuminá*. Basta de lagrimeos por exámenes. Somos EMPOLLONES, joder. Lo vamos a aprobar todo.

Nada, resulta demasiado complicado de explicar con el poco espacio que me queda. Así que despidamos éste quinto capítulo para introducir otro aún peor, donde trataremos de explicar los fenómenos paranormales que ocurren durante... exámenes. Todo un campo de minas.

Capítulo 5: Campo de exámenes.

Hay un momento muy especial durante cualquier año de carrera. Un par de semanas donde el mundo, tal y como lo conoces, se da la vuelta. Exámenes.

Aquí es todo mucho más complicado de lo que parece, por diversas razones. Un culebrón. Durante exámenes, finalmente los alumnos de medicina acostumbramos a mostrar nuestra parte más repelente y rancia, incluso los más rebeldes al sistema. Condensada en un par de semanas (demos gracias), las convocatorias son un huracán que trastoca la vida, y no solo académica.

Durante el primer año, no es infrecuente que los nuevos *polluelos* empiecen ya desde septiembre, acojonados. Han pasado del instituto a la universidad, con lo gordo que suena eso, y por ello piensan que los exámenes van a ser pruebas mortales para las que necesitas estudiar desde el primer día, de forma constante.

Nada más lejos de la realidad. Así que "Campo de exámenes" no tendrá en cuenta este primer año. Tomemos pues como curso de inicio segundo de carrera, donde todo está ya bien asentado.

El inicio del curso acostumbra a suponer el comienzo de la misma rueda mental de siempre. Durante los últimos exámenes juraste que nunca más te dejarías todo para el último momento, así que ahora vas a ir a la biblioteca, o al menos mirarte en casa, un poco de temario cada día. Pasado el primer mes, que espontáneamente decidiste que era de fiesta, te planteas un objetivo más modesto. Una o dos veces a la semana.

Y a partir de aquí, depende un poco de tu naturaleza estudiantil.

Existen diversos patrones de estrés según el tipo de alumno frente al que nos encontremos, pero estos vendrían a ser los tres ejemplos más representativos, siendo las ordenadas (la rayita vertical, coño) el nivel de estrés o agobio del alumno.

1º: El ~~aburrido~~ normal.

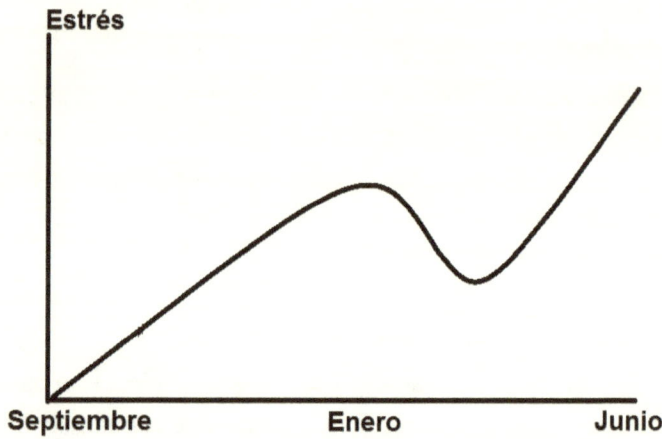

Aquí arriba tenemos la gráfica que representa al primer grupo, y el más frecuente.

Inicia el curso con todo un verano de por medio que ha conseguido reducir a mínimos el estrés. Así, con total tranquilidad las semanas irán transcurriendo, y conforme el temario empiece a acumularse, también lo irá haciendo la tensión asociada.

Puede que se queje mucho del enero que está por llegar, pero que no te engañen esas lágrimas de cocodrilo repelentil. Sabe perfectamente que lo aprobará todo o casi todo, pero a veces, en medicina, quejarse es tan necesario como respirar.

Tras el pico de enero, la recuperación en los meses posteriores nunca llega a ser completa, y el agobio escala progresivamente hasta junio, donde uno ya empieza a desear el sacrificio personal.

2º: El extremo.

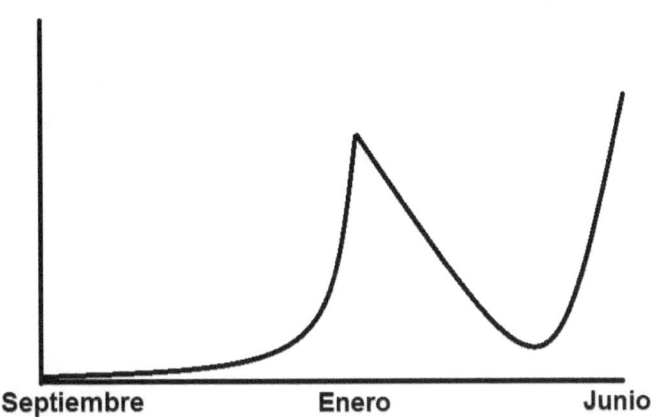

Septiembre　　　　**Enero**　　　　**Junio**

La segunda gráfica muestra el patrón que sigue el alumno extremo, o vividor. La vida le parece demasiado maravillosa como para agobiarse durante septiembre, octubre, noviembre y la mitad de diciembre. Ya si eso después de nochevieja empieza a plantearse iniciar un estudio más intensivo.

Así, las semanas previas a cada convocatoria, termina asimilando un torrente de conocimientos que finalmente acaban por ponerlo al mismo nivel que el resto de compañeros en la mitad de tiempo. A costa de su salud física y mental.

Es por ello que típicamente, tras finalizar exámenes se ponen muy serios, e idean diversas propuestas que varían desde estudiar un poco cada día (JAJAJA, por favor, no te engañes), a pisar un par de días la biblioteca durante la semana.

Es inútil. En cuanto comienza la rutina en febrero y con ella el tiempo libre, se olvidan de cualquier propuesta inútil. Y así, repiten esta gráfica durante los seis años de carrera.

Lo curioso de esta gráfica es, que si realizáramos una encuesta a una clase de medicina cualquiera, la mayoría se catalogaría a sí mismo como un "extremo" que solo estudia en diciembre y mayo. Se saben el temario del profesor mientras éste lo explica en clase, pero oye, que no, ¡que ellos son unos vagos!

A nadie le gusta admitir que estudia mucho. En medicina, es un signo de debilidad mental. Y nadie quiere mostrar debilidad en una jungla tan peligrosa como la médica.

3º: El sufridor.

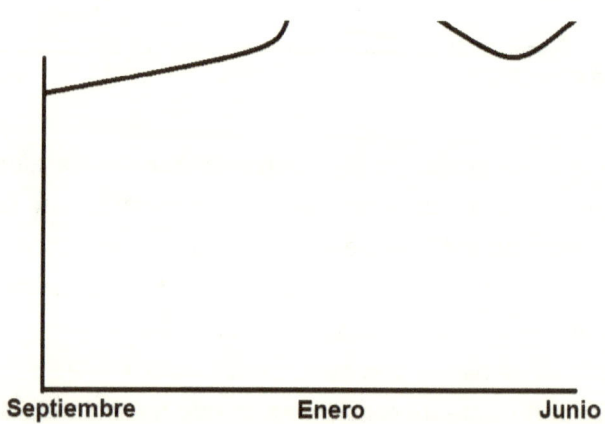

Septiembre   Enero   Junio

No es que no cupiera la rayita negra en la gráfica. Lo hice así para hacerme el interesante.

Sea como fuere, resulta obvio que el tercer esquema representa al alumno responsable, estudiante diario, constante. Constantemente estresado porque no llega. Le faltan horas del día. Este curso le parece mucho (MUCHO) más complicado que el anterior, a pesar de que el año pasado ya dijo lo mismo.

No entiende nada, por eso vive en una agonía constante. Suele llamar a su madre o tutor derivado, lloriqueando por la espiral oscura en la que parece verse envuelto. Y aunque nada es real, el sujeto lo vive como tal y por ello merece todo nuestro respeto.

Ojo, de nuevo, vivir las veinticuatro horas del día estresado no es sinónimo de unos buenos resultados académicos. Uno puede ser la verdadera peste negra y haber vivido atormentado.

Es un mal plan de vida. Todo un error.

4º El sueño...

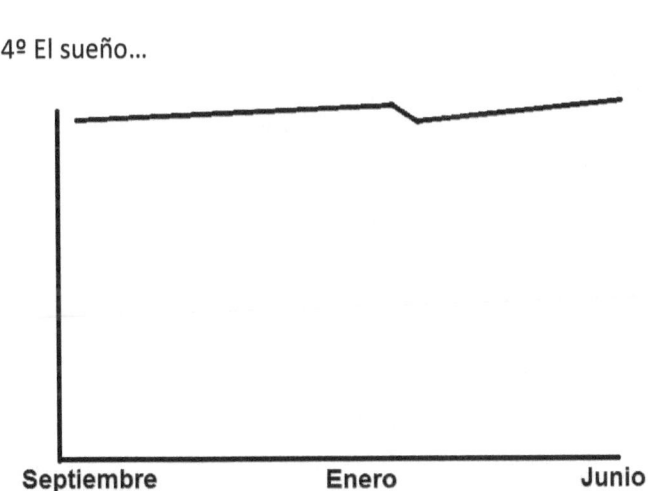

Septiembre   Enero   Junio

...de todo padre. Estudiando al 90% de tu capacidad durante todo el año, y bajando al 85% el fin de semana post-exámenes de enero. Pero nada más. No te vayas a dormir en los laureles.

Jodidos laureles. En Wikipedia pone que son estimulantes, nada de somníferos. ¿Por qué unos laureles? ¡¿Por qué?!

Sea cual sea tu patrón, no temas. Conseguirás el título igual, y luego serás participe de la famosa homogenización. Gracias a las academias, da igual si el nivel de tu facultad era decente o irreversiblemente malo (cof, católicas, cof)

(¿Y por qué COF es la onomatopeya para toser? ¡Un engaño! He intentado toser diciendo "cof" o forzando que sonara parecido. Y no os recomiendo que lo hagáis en casa. Mantened vuestra dignidad integra).

Aquí entran en juego las academias, que diluyen cualquier cosa que supieras hasta ese momento, y lo sustituyen por los manuales. Si no existe, no está en el manual. Si existe, puede que esté, o puede que no. Depende de si lo preguntan en el MIR.

Pero no nos alejemos tanto, hay bastante tela que cortar. El MIR aún queda lejano.

Por mucho que el alumno medio pueda tomar caminos divergentes en cuanto a su forma de afrontar los exámenes, hay determinadas conductas que no se categorizan en diversos subtipos, pues son comunes para todos los estudiantes. Algunos fenómenos extraños que a veces nos hacen parecer gilipollas, a todos nosotros.

Número uno, la batalla por quién ha estudiado menos. Quizás estemos hablando de uno de los espectáculos más bochornosos de los que hacemos gala, y es que durante los exámenes, los alumnos acostumbran a pelear por quién ha estudiado o se sabe peor la materia.

Sí. Esto puede sonar extraño o confuso para aquellos lectores no-médicos, así que tratemos de explicarlo con toda la dignidad posible. Para empezar, todo es mentira. El día y la hora antes del examen, nadie sabe nada. Nadie ha terminado el temario por completo, todos tienen temas pendientes, seminarios que no han podido repasar, prácticas que han dado por perdidas.

Es todo mentira. La mayoría se sabe el temario a la perfección y aprobarán con nota. ¿Y por qué se da este acojonante fenómeno?

En primer lugar, terror. Auto-convencerse de que uno desconoce el temario es una excusa sencilla y efectiva para justificar un suspenso. Tu mente no ha fallado, han sido factores externos como el tiempo u otras distracciones las que no te han permitido aprobar.

En segundo, prevención de daños. Bajando las expectativas al suspenso previsible, el alumno acostumbra a pensar que así, en caso de suspender realmente, el mazazo será mucho más llevadero, y el aprobado mucho más disfrutado.

Y en tercero, puro pavoneo. La inteligencia es un bien escaso dentro de cualquier aula de premédicos, tal y como pasa en el mundo exterior. No, tener un 9 en la media de tus notas no es sinónimo de inteligencia en absoluto. Las personas inteligentes escasean.

Sin embargo, los estudiantes que se esfuerzan diariamente y de forma constante, los currantes, están muy presentes en nuestras aulas. Llegamos pues a la misma historia de siempre. Todo el mundo da por hecho que aquí existen dos arquetipos: El tonto y el listo. El trabajador, más cortito, que compensa esa lacra con duro esfuerzo, y el vago, espabilado, que aprueba estudiando la mitad que sus compañeros.

La diferencia, sin embargo, es que el trabajador tiene una pésima fama (de tonto, ni más ni menos), y el listo es el sueño y deseo de todo alumno. Por ello, previamente al examen casi todo el mundo intenta simular que apenas se ha mirado el temario, exagerando una actuación que no es más que un intento desesperado de ensalzar su inteligencia.

Menudo coñazo de explicación. Veámoslo con un ejemplo llevado al extremo:

-¡Ey, Repelentín! Qué mal... de verdad, que mala noche. Esto va a ser un desastre, ¿cómo lo llevas? Yo fatal —inicia Repelentina.

-Pues fatal. Me he dejado el tema 4 y el 5 —asegura Repelentín.

-Ah, yo esos ni los tenía en cuenta, demasiado largos, y también me salté el 8 y el 9 —defiende Repelentina.

-Sí sí, el 8 y el 9 me los leí una vez, y muy por encima, como el 1, el 2 y el 3. Lo llevo todo tan mal... no tengo ninguna posibilidad —contraataca Repelentín.

-A decir verdad, yo me lo he leído todo una vez y sin entenderlo. Yo sí que voy a suspender —golpea Repelentina.

-Pues yo me lo sé mucho menos eh. Casi ni abrí el libro si te soy sincero —asegura Repelentín.

-Eh... Yo ni siquiera me lo imprimí, te lo confieso. ¡Así que estoy mucho peor que tú! —devuelve Repelentina, desesperada.

-¡Pues...! ¡Pues yo ni siquiera me matriculé de esta asignatura! Ala, supera eso, hij* d* p***.

Y así, aún sin resultar copias exactas, tienen lugar conversaciones en las horas previas al examen que rozan el mismísimo ridículo, y que son íntegramente mentira, pues estos dos sujetos de arriba sacarán de un notable hacia arriba.

Lo cierto es, que la inteligencia es la suma de muchas actitudes, pensamientos, y formas de actuar. Quizás lo verdaderamente inteligente sea dedicarse a la constancia y el esfuerzo, por mucho que uno no sea inteligente. Medicina es una carrera sencilla que unos y otros terminarán por superar con éxito. Es, de hecho, una de las carreras con menor porcentaje de abandono en España.

Eso no quita ríos y ríos de lloros, desesperación y espirales destructivas. Nos encanta el victimismo cuando es sinónimo de protagonismo, y por tanto el melodrama extremo.

Todo esto durante exámenes, por supuesto. Se trata de un periodo que nos trastoca mentalmente, y una vez superadas estas semanas, volvemos a ser más o menos normales. La mayoría, al menos.

A decir verdad, joder, tampoco es todo culpa nuestra. Buena parte de lo que somos, se lo debemos a nuestras maravillosas universidades. Las mentes brillantes de algunas facultades se reúnen una vez al año, antes de iniciar el curso, para debatir formas nuevas y escalofriantes de esparcir el caos y fomentar la competitividad entre los alumnos.

Toda esa maldad se traduce en diversos mecanismos que van a intentar entorpecer tu ascenso hacia la cima, y que te resultarán conocidos si estás en cursos superiores, o tendrás que sufrir si eres un premédico incipiente.

He aquí algunos ejemplos sencillos de estrategias que los profesores utilizarán para molestarte e impedirte ser féliz:

1. Elevar la nota de corte.

El más sencillo de los trucos. Son muchos los profesores que tienen el ego disparado, y aman por encima de todas las cosas que su asignatura sea la MÁS temida. Aquella que todo el mundo recuerda, y de la que todo dios habla. Mucho mejor que ser una de esas *marías* sin protagonismo en absoluto. Todo forma parte del orgullo hacia la asignatura propia.

¿Qué hace el adjunto? Eleva la nota para aprobar hasta el seis o siete, porque un cinco insuficiente. *"Siendo médicos no podéis no saber la mitad del temario, o dejaros determinados temas. Imaginad que el día de mañana acude un paciente con ESE tema que no miraste".*

Pues lo buscaré en Google, protocolo de turno, o lloriquearé al adjunto, alma de cántaro. ESE tema, y los veinte siguientes se me van a olvidar de igual manera en un par de días.

Los adjuntos deberían comprender que un cinco es el equivalente al "suficiente", suficiente conocimiento de la materia como para darla por conocida y aprobada. Hombre ya.

2.   La campana de Gauss.

Una técnica que eleva el esperpento hasta un nuevo nivel, desconocido. Empezando por el hecho de que se acostumbre a llamar a este bodrio campana de Gauss. Una campana de Gauss es esto:

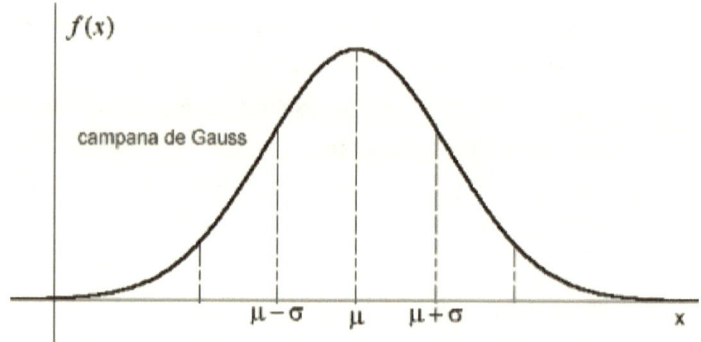

Una gráfica que muestra la dispersión de las notas de un examen, y en función del punto central, establece un aprobado. Para ello tiene en cuenta TODAS las notas de los diferentes exámenes, y establece el corte según éstas hayan sido más altas, o más bajas. Es decir, te puede beneficiar, o perjudicar.

Pero olvida ahora mismo toda esta mierda, y observa atento el interior de la cabecita del profesor infernal:

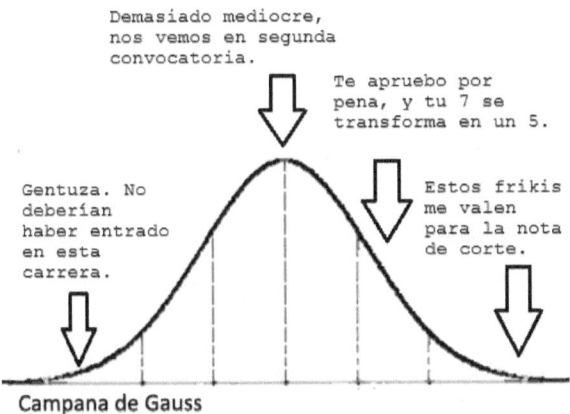

Demasiado mediocre, nos vemos en segunda convocatoria.

Te apruebo por pena, y tu 7 se transforma en un 5.

Gentuza. No deberían haber entrado en esta carrera.

Estos frikis me valen para la nota de corte.

Campana de Gauss

Pasándose por el mismísimo… epicentro del cuerpo lo que es una verdadera campana de Gauss, establecen unas nuevas normas. El aprobado en muchos exámenes de la carrera depende del 70 o 75% de las tres primeras notas, las más altas. Esto es, si los tres primeros tienen un 10, el aprobado es 7.5. Y si tienen entre los tres un 9, necesitarás un 6.75.

Da igual si esas tres primeras notas corresponden a personas que han estudiado todo el año, repetidores de otros cursos o con menos convocatorias que tú, o incluso gente que haya copiado. La nota la ponen ellos, a pesar de que las circunstancias (y por tanto las reglas de juego) pueden no ser iguales para todos.

¿Qué consiguen con esto? La guerra. Si tu nota depende de lo que saque el de al lado, ¿le dejarías tus mejores apuntes sabiendo que subir su nota es subir el aprobado, y aumentar tus posibilidades de fallo? Por un camino u otro, al final los propios estudiantes terminan haciéndose más y más huraños.

3. O todas o al hoyo.

La asombrosa técnica "o todas o al hoyo" consiste en dividir el examen en varias preguntas escritas, que se puntúan cada una de forma independiente. De esta forma, el profesor exige una nota mínima en cada una de ellas para aprobar el examen.

Es decir, si hay siete preguntas y no tienes la más mínima idea sobre una de ellas, pero las otras seis son la perfección suprema, estás suspendido.

Si aun sabiéndote la pregunta, has entendido mal el enunciado y soltado una colosal barbarie, pero las otras seis son la perfección suprema, estás suspendido.

A veces, los profesores ponen enunciados oscuros, descojonantes, ambiguos, destructores. Generalmente ocurre cuando han decidido escribir el examen un día en el que no han podido consumar su matrimonio, por decirlo suave. Y les apetece apretarte las tuercas.

Veamos un ejemplo práctico y de la vida cotidiana. Así debería ser:

- Músculo esternocleidomastoideo: Enumere su origen, inserción, acción, inervación, irrigación y relaciones anatómicas.

Y estos son varios ejemplos guarros:

- Músculo esternocleidomastoideo *(Y ya está, pon lo que sepas, o lo que se te ocurra. Si le preguntas al profesor de turno, asegurará que quiere que escribas "todo lo importante". ¡Ja!*

- El músculo cutáneo del cuello se origina en las regiones subclavicular y acromial, para insertarse en el borde inferior de la mandíbula, región mentoniana, y línea oblicua mandibular. Es inervado por el nervio facial. Anatómicamente, se relaciona con otro músculo a través de la porción media de su cara lateral. Enumere dicho musculo, así como su origen, inserción, nervio y acción. *(Ala, jódete. Éste no ha consumado su matrimonio desde hace meses).*

Al parecer, si tu vida no es todo lo plena que imaginaste (o eres un amargado, sin rodeos), putear al prójimo te proporciona algún tipo de macabro placer.

Por triste o sorprendente que pueda resultar, algunas veces las asignaturas (o sus responsables) desvirtúan su objetivo primario, la enseñanza, para convertirse en engendros que se pelean por el trono de la asignatura más temible. A ver quién tiene los cojones más grandes.

Capítulo 6: Drogas de no recreo.

Los angelicales estudiantes de medicina tienden (tendemos, que aquí estamos todos metidos en el ajo) a resultar algo más inocentes que el resto de universitarios. Al menos, en algunos campos tan escabrosos como las drogas de recreo.

Nuestro comportamiento es, en apariencia, más correcto que el de la media. Fácilmente demostrable, cuando te dispones a buscar piso de alquiler y hablas con diferentes caseros. Estudiar medicina es un plus para ellos, porque saben que no vamos a causar demasiados problemas. Pocas fiestas, mucho escritorio.

Y tienen toda la razón, ~~siempre~~ la mayoría de las veces.

Eh, espera un momento. Abramos un paréntesis ahora que ha aparecido la palabra prohibida. Porque en medicina uno no puede decir siempre o nunca. Eso dicen. Es tabú.

Esta frase la escucharás una media de dos o tres veces por año, procedente de médicos y especialistas ansiosos por hacerse los interesantes y darte a conocer lo complicado que es nuestro trabajo. *¡No des nada por supuesto!* Y como la mayoría de cosas en esta vida, es una pequeña mentira de cara al MIR.

La teoría nos dice que no, nunca podemos utilizar la frase "siempre", porque nuestro arte está lleno de excepciones, 0.1%, casos milagro, etc. Y sin embargo, la práctica nos susurra lo opuesto. Las academias que te van a preparar para la residencia son bastante claras al respecto, y utilizan, de nuevo, asociaciones directas;

"En la vida real no es así. Pero en vuestro MIR, siempre que veáis X, marcad Y"

Siempre que la pregunte hable de adenopatías hiliares bilaterales, marca Sarcoidosis. Siempre que el esófago esté "traquealizado", marca esofagitis eosinofílica. En la práctica real no. Pero el MIR no es verdad, es como una realidad alternativa. Una pobre.

Pero cerremos paréntesis, hagamos el favor. Un capítulo que comienza con la prometedora palabra *drogas* y termina hablando de esofagitis eosinofílica... La jungla en caída libre, hacia la deforestación.

Sigamos recordando nuestra dulce y creciente inocencia. Durante bachiller, con mayor o menor gracia, hemos conseguido un buen expediente académico a costa del sacrificio que supone el estudio, y la convivencia con otros no repelentes. Por eso cuando entramos en la universidad, pueden ocurrir dos cosas. Tomar dos caminos virtuales:

1. El camino de la luz. Continuar siendo un ejemplo para tu abuela. De buen estudio, de responsabilidad. No quiere decir que vayas a ser una monja de clausura toda la vida, tendrás tus fiestas, tus pequeños desfases. Y a veces creerás que estás muy loco y que eres todo un diablillo por volver a casa a las 6AM teniendo clase al día siguiente. Pero ambos sabemos que no. Este camino lo seguirá el 98.5% de la población polluela.

2. El camino de la oscuridad. Por suerte, tan solo lo padecerá el 1.5%. Esta vía supone una transformación. Ocurre en casos de excesivo control

57

parental, con una gran presión durante el bachillerato por mantener un expediente académico perfecto. El sujeto entra en esta nueva carrera, se acomoda en su hogar alquilado, y en cuanto comprueba que ya no es presa de las cadenas que lo ataban, comprende lo básico: Ahora la vida es una TÓMBOLA. De luz y de color. Por eso comienza a coquetear con la fiesta, las drogas, los amigos, y el riesgo. Todas esas cosas que nunca pudo probar, ahora saben a gloria.

La cosa acaba mal en el lado oscuro, no es ninguna sorpresa. El lado luminoso, sin embargo, consigue adaptarse con gracia a esta nueva forma de vida. Las drogas, en general, le parecen horribles, catastróficas, extenuantes... hasta que suponen una ventaja de cara al expediente académico. Entonces resultan coloridas, prometedoras, y energizantes.

Si el capítulo trata de la supervivencia del alumno medio, era obligatorio tener ésta conversación, lo sabes. Drogas, o cualquier sustancia maligna que utilices en tu día a día para sobrellevar una carrera tan complicada y sacrificada como me... medi... bueno, eso. Ya me entiendes.

Los primeros, fumadores.

Joder, sí. Fuman, eso lo sabemos todos. La mayoría lo hace porque ya empezó la carrera de esa forma, o porque descubrió en el cigarro un potente aliado contra la ansiedad.

Pero están los pobres fumadores bien jodidos, ¿no?

No solo han de enfrentarse al riesgo de padecer 2642199 enfermedades extra, también a los prejuicios de los propios pacientes frente a los médicos. Porque si fumas y eres médico, el paciente colapsa y entra en un estado de confusión cuasi irreparable que le lleva a pensar algo tal que así;

"¿Cómo es posible que un médico fume? Con todo lo que sabe y debe haber visto... ¿cómo va a recomendarme que deje de fumar un fumador?"

Que sería lo mismo que preguntarse gilipolleces como; ¿Está gordo y pretende darme lecciones de peso? ¿Por qué toma tantas grasas saturadas, si sabe las consecuencias? ¿Un psiquiatra tomando ansiolíticos? ¿Ha tenido sexo sin protección, UN MÉDICO?

Así es. Si fuera por los propios pacientes, seríamos estatuas de porcelana, intactas. Perfectas en sus decisiones y actitud ante la vida.

Nos despertaríamos a las 6AM para salir a correr. Desayunaríamos varias piezas (que no trozos, piezas, que suena más sano y moderno) de fruta y avena. Iríamos al trabajo caminando, aunque estuviera a tomar por culo. Para no contaminar. Luego llegaríamos a nuestra consulta, que funcionaría íntegra con placas solares. Los médicos no contaminan. Ni exhalan CO2, que eso contribuye al cambio climático. Espiramos O2.

Si durante la jornada laboral nos viene un apretón... espera, no. Los médicos tampoco cagan ni producen olores desagradables. Volveríamos a casa, y tras una rápida comida de cosas verdes e insípidas, tendríamos toda la tarde para nuestras ONG sin ánimo de lucro. Y a dormir a las 22.00h.

Solo entonces podríamos dar consejos de salud sin recibir algún tipo de crítica.

Por favor.

Somos promotores de la salud, no el ejemplo de nadie. Sabemos lo que Ud. debe hacer si quiere alargar su vida, pero seamos francos. Aplíquelo o ignórelo. Que cada uno muera como quiera, le haga feliz, o le compense.

Los pobres fumadores saben que su riesgo de padecer enfermedades se multiplica, pero no tiran la toalla. Tienen esperanza y se agarran como pueden a sus dos ángeles de la guarda. La colitis ulcerosa y el cáncer de endometrio. El tabaco les protege frente a ambas.

Oye, pues es algo. Y si eres hombre, pues es la mitad de ese algo.

La siguiente droga no lo es como tal, aunque sus detractores opinan que es peor que fumar y tomar anticonceptivos, a la vez. Hablamos de las bebidas energéticas.

Alguna vez me ha ocurrido, personalmente. Llegas a tu clase y nada más entrar, detectas en el aire un aroma extraño, exótico. Frutal. Tropical. Y piensas, joder, bien. No voy a tener que oler a humanidad, ~~huele a colonia.~~ No, huele a Red bull®.

Las bebidas energéticas no son la muerte, te ayudan a superar esos HORRIBLES momentos de cabezadas en las que sufres más que un hidrólogo médico en el desierto. Pero tampoco son necesarias un miércoles a las 11AM. Si ya estás despierto,¡ sorpresa! Un chute de taurina no va a ayudarte a comprender mejor las glomerulonefritis.

También los hay escépticos. Los que creen que "eso no hace nada". Y yo te digo, pasa de escéptico a pragmático tú mismo, en casa, mediante un experimento sencillo. Toma 4 de estas bebidas y empalma durante toda la noche: La mañana siguiente tu libro de traumatología te saludará en polaco, con la voz de tu madre, mientras ambos tomáis un té con pastas.

El café es también tema obligado, aunque si hablamos de cafeína, estamos todos más enganchados de lo que parece. La cafeína está en todos lados.

Una taza de café contiene aproximadamente 70-80mg de cafeína. Lo mismo que una lata de Red Bull®. Esto quiere decir, que una lata de café sería equivalente a tres Red Bull®. La verdad, aún no sé por qué pongo la maldita ®.

Pero como dijimos, la cafeína está en todos lados. Una Coca-cola® tiene aproximadamente 40mg. El chocolate, especialmente el negro, también la contiene. Un Kit-Kat® contiene unos 30-40mg de cafeína, el equivalente a una Coca-cola®. Así que deja de luchar contra ella. Abrázala. Ríndete a ella de una vez.

Siguiente y apocalíptica droga. Complejos vitamínicos.

¡NO! Por favor. Os lo suplico. No toméis vitaminas durante exámenes. A NINGUNO de vosotros os falta la más mínima y jodida vitamina. Hoy en día todo está lleno de vitaminas. Los cereales, los zumos, las pizzas Casa Tarradellas (no es broma, vitamina A y C), la lechuga del BigMac, y hasta la mucosidad de la garganta que tragas con sutileza. También debe tener vitaminas.

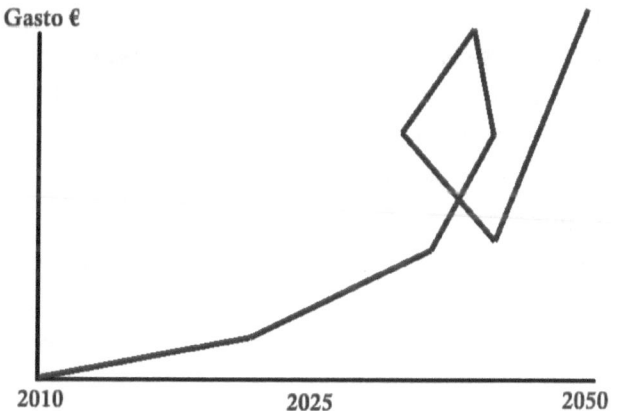

Gráfica: Relación del gasto sanitario previsto, derivado del consumo excesivo de vitaminas durante los próximos años. Con *loopings*, sí.

Un gráfico demoledor para cualquier sistema sanitario. Según un informe de la prestigiosa universidad de Chicago, la hipervitaminosis será una enfermedad de elevada incidencia en los próximos años, con secuelas imprevisibles para la población y un enorme gasto sanitario. Sí, me lo acabo de inventar, pero basta ya de tanta vitamina, ¿no? (#Asociación contra el empacho *vitaminístico*). Los complementos vitamínicos te ayudan a estudiar más y ser feliz, mientras tu mente así lo crea.

La siguiente droga es virtual e inventada, pero su efecto es similar a haber bebido cinco copas, según la revista Nature (y esto sí que no es broma, pero no voy a poner bibliografía. Que repelús): La zombificación. Empalmar. Estar despierto toda la noche.

Si te has portado mal durante el curso y aprendes en 4 días lo que debiste hacer en 70 (tranquilo, bienvenido al club) o simplemente te sabes a la perfección el temario pero eres retrasado, empalmarás alguna vez durante la carrera.

La mañana siguiente todo te parecerá más colorido y ruidoso. Tus reflejos por momentos estarán abolidos, por momentos estarán sensibles. Si has tomado bebidas energéticas, estarás tan cansado y destruido como despierto y alerta. Todo a la vez, en un *cocktail* imprevisible.

No lo hagas, a menos que sea tu última opción. La única ventaja que ofrece no dormir es un pequeño extra de tiempo (en el que tu rendimiento roza el 10%, lo sabes), y sobre todo, la anestesia emocional que se sufre. Estarás tan atontado, que si el examen ha sido una verdadera catástrofe, no te lo tomarás tan a pecho.

No dormir también es motivo de competición en las horas previas al examen. Quién menos ha dormido y más perjudicado entra en la prueba, tiene los cojones más grandes.

Nos ponemos algo más serios. Anfetaminas.

Alguno creerá que eso de las pastillas es muy del siglo pasado, que ya no se lleva, pero el *anormalismo* acecha en cada esquina, camaradas. La diferencia fundamental con el resto de drogas más blandas, es que ingerir pastillas para permanecer atento tiene una fama horrible. Nadie quiere parecer un drogadicto, pues la línea entre lo tolerable y lo mal visto comienza cuando tu droga tiene forma de pastilla, pincha, o podría hacerse pasar por azúcar.

Menos, pero sí. La gente continúa tomando estimulantes para aprovechar cada minuto, como si al día le faltaran horas. Allá cada uno, como es obvio. Cada persona es libre de reventar su cuerpo como le dicte su mente.

A grandes rasgos, sabemos que en medicina cualquier sustancia estimulante está bien presente, mientras su objetivo sea el no recreo. Si hablamos de cualquier droga de recreo, olvídate. *¡Con todos los efectos secundarios que dan esas cosas!* Piensa el estudiante medio.

Efectos secundarios, y fármacos. Ah, los medicamentos. Armas de destrucción ~~masiva~~ hepática según el estudiante que los maneje. En general, y utilizando como ejemplo dos casos llevados a un extremo casi ficticio, podemos diferenciar a dos perfiles premédicos según su relación con las pastillas:

- Los aprensivos: No, ellos no toman medicamentos, porque saben todos los efectos secundarios que pueden acarrear, que lo han dado en tercero/cuarto. *¡Joder, que un acetil-salicílico puede provocar un Stevens Johnson! ¿Y si soy esa persona, ese uno entre un millón?* Demasiada química. Mejor evitarlos, en la medida de lo posible, y utilizar vitaminas y jalea real del monte *Xurikituli*. Cualquier cosa natural.

- Los valientes: Todo lo contrario. Ellos han vivido ese largo proceso llamado aprendizaje que les ha permitido obtener lo más preciado; el conocimiento. Por eso controlan, *brother*. Y si quieren tomarse dos analgésicos y un antibiótico por una pequeña tos que podría (remotamente) ser el inicio de una neumonía, lo hacen. Más vale prevenir ~~y crear resistencias~~ que curar. Puede que no sean médicos, pero AÚN no lo son. Porque lo serán.

Tu relación con la farmacología puede parecer cargante o pesada, pero no te preocupes. La cosa ira a mejor una vez termines la carrera y conozcas a los ~~parásitos~~ visitadores médicos de las casas farmacéuticas. El eterno debate, ¿comerás de la manzana prohibida? ¿Recibirás como regalo bolígrafos, o viajes todo incluido?

Ey ey, no respondas, que era retórico. Ya habrá tiempo para debatirlo, que todo éste entramado bien podría dar para otro libro, Jungla farmacéutica. Y no es plan.

Capítulo 7: Hidrología & Friends.

Charlemos sobre especialidades médicas. Nuestra carrera no es siempre ese grano en el culo que te intento mostrar a trompicones. A veces es benevolente, en tanto que nos permite algunos atajos o trucos para lidiar con otros casi-médicos de esta particular jungla. Uno de los mejores regalos es la pregunta mágica.

Apuesto a que la has utilizado una media de dos veces al mes. Esa que sirve para todo, tanto si te ha tocado volver a pie junto a ese compañero al que no has hablado en tu puta vida, como para destruir cualquier situación de silencio incómodo.

"¿Y a ti, qué especialidad te gusta?"

Gloriosa. Formula la pregunta mágica y tendrás asegurado un mínimo de diez minutos de conversación relleno, que puedes estirar hasta treinta según tu capacidad para divagar en temas de mierda como la troncalidad, o si preferirías repetir el MIR antes que elegir familia. No falla.

No solo eso, cuando un amigo tuyo (no sanitario) intente mostrar su interés por tu carrera, también utilizará la pregunta mágica: *¿Y ya has pensado en la especialidad...?* No te engañes, no tiene la mínima idea de qué coño es la hematología, o la diferencia entre psicología y psiquiatría, pero de esta forma sabrá si pronto va a tener un amigo cirujano del que poder fardar.

En realidad, la especialidad es un tema al que damos vueltas desde el primer día en la facultad, como la cima de toda una pesadilla vivida los seis años previos en la que has tenido que estudiar asignaturas que hoy aborreces. Como la traumatología. ¿A quién le gusta la traumatología? ¿Ser traumatólogo se transmitirá de forma autosómica, o recesiva?

Vamos a hacerlo fácil, y muy visual, que a estas alturas del libro ya se agradece. Aquí os adjunto una tabla muy general, con parámetros inventados, que servirá de introducción para presentar a nuestras amadas, las especialidades:

VÍNCULO MÉDICO-PACIENTE ESTRECHO

Ginecología Oncología Psiquiatría Familia
Pediatría Neurología Digestivo and Company

Geriatría
ORL
Oftalmología Hidrología Hematología

Cirugía and Company Farmacología
TOCA PACIENTES Microbiología Análisis C.
CUANDO ESTÁN BQ Clínica Radiología
INCONSCIENTES Anestesia **NO SABEN QUÉ ES UN PACIENTE**

(Por supuesto que el triángulo está torcido. Este es un libro de bajo presupuesto, ¿qué esperabas? Queda más molón así).

A continuación, especialidad a especialidad. Y si la tuya no está, es que no existe.

- Medicina familiar y comunitaria.

Ah, familia. La oveja negra. A estas alturas, tú y yo sabemos que la medicina de familia recibe metralla por todos lados. Su imagen en la carrera es pésima, dentro de la profesión está infravalorada, y en la calle se cree que el médico de familia es

66

aquel que no tiene especialidad, o en el mejor de los casos, el "derivista", cuya única función es intermediar entre tú y el especialista.

En medicina somos un poquito especiales, y muchas veces hasta el más rebelde sufre *numeritis*, esta terrible enfermedad MIR. Si Medicina de familia tuviera 200 plazas y cardiología 2700, no dudes un instante que familia sería una especialidad *top*, y cardiología una más del montón bajo. Nos gusta ser especiales, únicos, irrepetibles. Y familia no tiene nada de eso.

El médico de familia tiene en el centro de salud su principal actividad asistencial, pero son muchos los que deciden trabajar en grandes hospitales a través de las diferentes sub-especialidades de Familia: Urgencias, medicina paliativa, cárceles, etc. No solo eso, tampoco vas a encontrar una especialidad donde sea más fácil encontrar trabajo en la privada; empresas, eventos, geriátricos, farmacéuticas.

¿6 años de carrera para terminar en familia? Dirán tus conocidos. En resumen, el médico de familia renuncia a todo caché médico a cambio de flexibilidad a la hora de decidir cómo, por cuánto y dónde trabajar. Pero el renombre lo es casi todo en medicina.

- Medicina interna.

Naces. Creces. Te reproduces. Entras en medicina. Ya no te reproduces. Estudias. Olvidas que es la reproducción. Haces el MIR. Ejerces. Mueres sin saberte los antibióticos.

Medicina interna representa la figura del médico estándar del hospital. El que sabe de todo y de nada, dicen. Aunque a ver quién sabe más de infecciones que ellos. Los internistas se benefician de hospitales pequeños donde el resto de servicios más específicos (Neumo, cardio…) es pobre, y ellos asumen una gran carga asistencial. Principalmente, enfermedades sistémicas e infecciones. Sin embargo, en hospitales grandes con servicios potentes, Interna sufre un importante robo de pacientes.

- Cirugía.

A pesar del posterior prestigio del que gozará, la cirugía, en todas sus variantes, resulta un blanco común durante la carrera. Los "rama médica" acostumbran a meterse con los cirujanos y sus déficits en cuestiones médicas, probablemente porque envidian una fama algo exagerada.

Poco secreto para el perfil del estudiante cirujano-tipo. Le gusta cortar la carne, no tanto el trato directo con el paciente. Equivocados están aquellos estudiantes que crean que un cirujano no tiene contacto con el paciente, puesto que más allá de sufrir el quirófano un par de veces a la semana, han de pasar planta y consultas como cualquier digestivo, neurólogo u oncólogo.

Ahora bien, la personalidad de los cirujanos tiende a resultar... especial. Muchos de ellos parecen haber sido afectados por algún tipo de síndrome Asperger que les impide comunicarse humildemente con los pacientes y otros profesionales. Si consideras que tienes una forma de ser especial... (Así, con puntos suspensivos) y se te da bien lo manual, quizás seas un cirujano en potencia.

¿Qué número de orden necesitas para Cirugía? Depende de la variante. A groso modo: Plástica (nº de orden, 800 o menor), pediátrica (1600 o menor), neurocirugía (2100 o menor), cardiovascular (2700 o menor), maxilofacial (3200 o menor), cirugía general (3400 o menor), vascular (3500 o menor).

- Hidrología médica.

Sí, no pongas esa cara. La hidrología existe como especialidad propia y ha venido a conquistar el mundo de la medicina. Quizás este libro no te ha sido de ninguna ayuda hasta ahora, pero eso está a punto de cambiar. Llegó la hora de despejar una de las mayores incógnitas de las especialidades médicas. ¿Qué co** hace un hidrólogo médico?

Los hidrólogos van totalmente en serio, por ello tienen su propia sociedad médica. Es la Hidromed, la Sociedad Española de Hidrología Médica (SEHM les hubiera quedado mucho más elitista, pero ya estaba pillado), fundada, nada menos, que en 1877. ANTES DE QUE SE INVENTARA LA PENICILINA.

En la declaración de San Petersburgo (Coño, es que suena súper importante) los hidrólogos aclararon al mundo su función en la sociedad:

"La MEDICINA TERMAL es un sistema organizado que proporciona beneficios para la salud en los balnearios mediante el uso de recursos terapéuticos principalmente naturales, las propiedades climáticas y la educación y tratamiento de los pacientes, promoviendo la vida sana, prevención y rehabilitación."

Balneariólogos.

Pongámonos serios. Anualmente se convocan cerca de 10 plazas para esta curiosa especialidad, que no obstante, es de tipo *escuela*. Esto es, uno tiene que pagar durante la residencia de hidrología, en vez de cobrar.

Los hidrólogos médicos utilizan el agua para patologías muy concretas como la insuficiencia cardiaca o la osteoporosis. Sus indicaciones son obviamente muy limitadas, y resulta anecdótico que la hidrología pueda considerarse una especialidad en España, y otras como la medicina paliativa, la genética, o las urgencias continúen manteniendo una lucha absurda y demasiado larga para abrirse paso como especialidades propias. Todo un hidro-esperpento.

Para ser hidrólogo, necesitas un número de orden aproximado de 7000, o menor. Siempre puedes luchar contra el sistema, sacar un número 200 y escoger hidrología. Saldrías en los periódicos.

- Oncología, Geriatría.

Si decides encaminarte hacia las catacumbas, te deseo suerte. En cuanto expliques a tus familiares o amigos que lo tuyo es la geriatría u oncología, te dedicarán una mirada cargada de compasión, un "*Uff*" y luego asegurarán que; "*eso es muy duro, ¿no?*" o un "*Yo no podría*". Los más valientes te preguntarán "*Pero... ¿estás seguro?*".

Aquellas especialidades donde la curación no es la meta última, resultan categorizadas de "complicadas" o extrañas por aquellos cuya finalidad es dar a luz pacientes perfectamente sanos. Legítimo o no, lo cierto (y triste) es que ambas especialidades van a ir ganando peso dentro de la medicina, conforme la esperanza de vida continúe su vertiginoso aumento.

Podrás ser geriatra si tu número de orden no sobrepasa los 6700, y oncólogo médico los 4300.

- Traumatología.

Ugh. Si por algo se caracteriza Jungla premédica, es por ser un libro frío y objetivo. Por eso vamos a analizar, objetivamente, la traumatología.

¿Por qué existe? ¿Quién decidió esta broma macabra? La traumatología es una desagradable especialidad cuyo objetivo es ese, resultarte desagradable. Con dicha excusa, parecer que intenta hacer del aparato locomotor su campo de actuación.

La traumatología ha conseguido hacer de las fracturas trampas académicas. Así es. Si tienes una fractura de la diáfisis radial con luxación del cúbito, no tienes eso, no. Tienes una fractura de Galeazzi, que fue un médico italiano muy importante. Porque esa es SU fractura.

Que sería como si la oncología tomara el cáncer de mama y decidiera llamarlo, cáncer de Paquita.

"Tiene una fractura de Galeazzi, señora", "Tiene un cáncer de Paquita, señora".

Por lo demás, traumatología es una especialidad médica y quirúrgica, en la que uno aprenderá a manejar tornillos, clavos y demás material metálico con el que crear ciborgs.

- Análisis clínicos.

Si eres del grupo A, esquizoide, no lo dudes ni un instante. Basta con un 7300.

- Radiología.

Si eres del grupo A, pero no tanto. Los radiólogos acostumbran a vivir en cuevas, literalmente, donde escasean tanto la luz como la amabilidad. Todos los servicios del hospital dependen de radiología, y por eso los radiólogos saben que tienen EL poder. Mientras, el resto de mortales continúan preguntándose por que la radiología no puede ejercerse desde casa, si la única herramienta de trabajo necesaria es un ordenador.

Una especialidad perfecta si te gusta trabajar con la radio puesta, ¿de dónde crees que viene el nombre? ¡Y a escuchar los últimos hits mientras diagnosticas metástasis! Yeah.

4000 o menos, y radiología es tuya.

- Anestesia

Si eres fan de la lectura o las redes sociales, naciste para ser anestesista. La anestesia puede ser una especialidad compleja de categorizar, que combina largos (eternos, pesados) periodos en los que uno simplemente ha de vigilar una operación, con otros momentos de infarto, tales como descompensaciones bruscas en la mesa de operaciones.

La supervivencia del paciente ante gran cantidad de imprevistos en la mesa quirúrgica depende del anestesista y su capacidad para estabilizar la hemodinámica... Eso no quita, que el 90% del tiempo, el anestesista sea un espectador de la operación, y un gran jugador del *Candy-crush*. Si te gusta esta forma tan bipolar de trabajar, quizás sea lo tuyo.

Recuerda además que puede que no haya servicio de cardiología o neurocirugía en tu hospital, pero ante la sola presencia de un quirófano de cualquier tipo, la presencia del anestesista es indispensable. O eso parece.

Podrás especializarte con un 3900 o menos.

- Pediatría.

Mocos y padres. Los *micropacientes* no solo resultan complejos por su rebelde y desafiante comportamiento, sino por los ojos que los vigilan. Una madre es capaz de llevar a urgencias a su hijo primerizo por cosas que no imaginarías: Una tos (pero UNA, así, en singular), un "presentimiento" de que su niño está mal, una pestaña torcida. Todo lo que haga falta. Presentan la ventaja de poder trabajar en hospitales o centros de salud, y el perjuicio de vivir en un país donde la natalidad cae en picado.

El gusto por la pediatría, sin embargo, es como uno de esos horribles genes dominantes. O lo tienes, o no querrás oír ni hablar de ello.

- Medicina intensiva

Al futuro intensivista la vida, en general, le aburre un poco. Necesita adrenalina, muerte, caos, y destrucción a su alrededor. No desea que ocurra nada malo en el mundo, pero oye, no te niega que un desastre natural no le divertiría un poco. Médicamente hablando.

Le va la marcha. Lo cual es gracioso y paradójico, sabiendo que los pacientes de la UCI requieren cuidados agudos complejos durante las primeras horas... y tras ser estabilizados, pasan allí días y días durmientes, bajo un perturbador silencio. Todo tiene un precio.

- Psiquiatría

¿Disfrutabas en tus tiempos mozos con *El diario de Patricia*? Quizás la psiquiatría sea lo tuyo. Más allá de películas asombrosas y patologías extrañas que no vas a presenciar en tu vida, la psiquiatría es el máximo exponente de la anamnesis. Escuchar los problemas, la vida, las penurias, los traumas, las locuras de tus pacientes, una y otra vez, más allá de cualquier prueba diagnóstica.

Historia triste + antidepresivo/estabilizador, elevado a infinito. Además, prepárate para lidiar con la absoluta ignorancia de la gente, que jamás comprenderá la diferencia de la psiquiatría y la psicología (¿era recetar, no?). 4800 o menos.

- Neurología.

Junto a Cardiología, Neuro es la hija mimada del tronco médico. Los neurólogos buenos acostumbran a tener cierto complejo *House*, de forma que la enfermedad más banal les puede parecer sugerente de un complicadísimo síndrome neurológico. Que solo está en su cabeza. Los neurólogos malos son muy malos. Y están locos.

Neurología parece estar aumentado su notoriedad durante las últimas convocatorias, siendo necesario un 2900 como máximo para acceder a ella.

- Alergología/Inmunología, Traumatología/Medicina física y rehabilitación, Medicina del deporte/fisioterapia, Cirugía Maxilofacial/Odontología.

A veces, los jefazos médicos deciden crear especialidades que podrían ser perfectamente superponibles. Si ya podemos decir que el inmunólogo no tiene un espectro de trabajo demasiado amplio, ¡qué cojones! Creemos la alergología, y así lo fragmentamos aún más. ¿Los dientes? Esa parte del cuerpo merece una carrera distinta. Porque sí.

- Hematología, Medicina intensiva, Medicina interna, Oncología radioterapéutica, Medicina física y rehabilitación, Medicina del trabajo.

¿Que qué tienen en común este curioso grupo de especialidades, te preguntarás? Pues que en la calle no van a tener ni idea de a qué te dedicas. El hematólogo, a lo sumo, es el "médico que saca sangre". El intensivista e internista tienen nombres complicados, difíciles de categorizar, hacen "lo que nadie quiere o puede". El oncólogo radioterapeuta se encarga de "manejar las máquinas de radioterapia", el rehabilitador es un pseudo fisioterapeuta, y el médico del trabajo es un "visitador de otros médicos".

Y así están las cosas. Si decides tomar el camino bohemio y no hacer especialidad, haz un máster, o pasarás el resto de tu vida en gabinetes de reconocimiento médico.

Nadie dijo que tener caché fuera fácil. Pero las especialidades médicas merecen la pena, claro que sí. Porque también son motivo de orgullo familiar. Algunas más que otras, como te van a explicar Paca y Manolita. Prometemos que ésta será su última aparición:

Paca y Manolita 3; La venganza final.

(Muchos años después)

-*¿¿Paca?? ¿Eres tú?* —*pregunta Manolita a una señora de apariencia conocida, mientras espera en la cola del súper.*

-*¡Manolita! Mira que han pasado años...*

-*Oh Paca, siento mucho aquella vez que te cogí de los pelos... fue una época malísima de mi vida. El divorcio, mi Richi...*

-*No te preocupes Manola, está todo olvidado. Quizás me pasé hablando de mi querido hijo.*

-*¿Cómo le fue en medicina?*

-*¡Ya se graduó y es especialista! Qué examen tan complicado el MIR Paca... de verdad, no lo entenderías. NO lo entenderías. Que sacrificio. Un orgullo que tengo encima...*

-*¡¡Pues no te lo vas a creer!! Mi Richi comenzó a sacar sobresalientes tras apuntarlo a repaso. ¡¡¡Le recomendé medicina gracias a ti, e hizo el MIR el año pasado!!!*

Paca observa a su amiga con cara de limón podrido.

-*Ah... esto... enhorabuena Manola. No sabes cuánto me alegro.*

-*¿Y qué especialidad hizo el tuyo?* —*pregunta Manoli.*

-*Bueno, una especialidad que tiene menos de diez plazas en toda España... hidro... hidrología médica.*

-*Eso es genial Paca. Claro que sí. El mío hizo Cardiología. CARDIOLOGÍA, PACA. EL CORAZÓN GANA AL BALNEARIO. JAJAJAJA. VENDETTA. VENDETAAAAAAA.*

Continuemos y despidamos a Paca y Manoli para siempre. En un futuro, su historia se estudiará en las universidades

Seas del tipo que seas, al final de tu cochino día, la única verdad que debería preocuparte es que los residentes son la mano de obra barata del sistema nacional de salud. Atados de pies y manos, incapaces de pedir el aumento de suelo que les corresponde.

La realidad golpea fuerte: El sueldo es bajo, y eso permite que la oferta MIR sea amplia y diversa, puesto que hablamos de mano de obra barata. El dinero es limitado y hay que repartirlo. Esto es, más sueldo para los residentes significaría menos plazas. Menos oportunidades.

Queremos más dinero invertido en sanidad. Y lo queremos ya.

Bien es cierto que el paro médico, según varios estudios y gráficos que ahora mismo no me apetece citar y tendrás que creerte, es relativamente bajo una vez se termina la residencia. Y sin embargo, cuando uno rota por el hospital, no hace más que oír quejidos y lloros de afligidos residentes que prevén un futuro negro y caótico. ¿Quién miente?

Nadie. El paro o *los dineros* dependen de cuanto estés dispuesto a sacrificar. Tanto en el lugar a vivir, alejado de los tuyos, como en las condiciones que te van a imponer.

Al final, puedes trabajar siempre que estés dispuesto a ser un sustiputo (o sustiputa). Sustituir el trabajo de otros, cubrir bajas por enfermedad, embarazo o depresión. Lo que haga falta donde haga falta. Así hasta que el Burnout acabe por convertirte en cenizas y obtengas una plaza fija. O que durante la residencia hayas sido el mejor y peloteado lo suficiente a los adjuntos como para que hayan decidido mantenerte allí.

No te desanimes. Y si lo haces, piensa en los hidrólogos médicos.

Capítulo 8: El adjunto.

Con el paso de los años, se acaba por comprender que los adjuntos no son esas deidades que uno imagina cuando cursa los primeros años de medicina (real).

Acostumbramos a creer que los adjuntos saben todo lo que se pueda saber. Que son robots perfectos, programados para curar. Pero no. También se equivocan, ríen, lloran, cagan y a veces se sacan mocos con las manos (si están muy pegados a la nariz). Pues como todo el mundo. Sin el misticismo que la bata les otorga, incluso pueden llegar a ser personas más o menos normales. Los tenemos demasiado idolatrados.

No me malinterpretes. Soy consciente de que ser adjunto forma parte de la etapa final de cualquier estudiante estándar. Y he ahí la trampa. Como polluelos del corral más elemental, los estudiantes tendemos a pensar que ser adjunto es sinónimo de absoluto esplendor médico. Un periodo en el que uno acumula el máximo conocimiento en su correspondiente especialidad, cuyo respeto le hace ganar un puesto acomodado en el hospital, y por qué no decirlo, en la sociedad.

¿Cómo no iba a ser así? En la imaginaria cadena de mando, el adjunto ocupa los puestos más altos en cuanto a acúmulo de poder, solo por detrás de los siempre malditos jefes de servicio, y los jefes supremos, del hospital.

En realidad, los adjuntos son criaturas fácilmente clasificables en cuatro grandes grupos. Todos ellos, eso sí, comparten un patrón de eficiencia en el trabajo más o menos parecido si hablamos del tiempo como variable en abscisas:

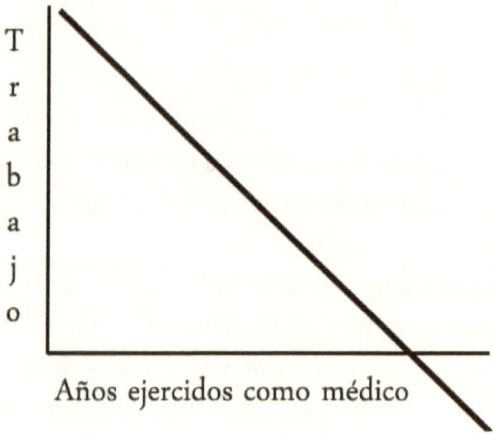

Años ejercidos como médico

Esta meticulosa gráfica ~~de Paint~~, sirve para hacernos una idea del concepto a debatir: Cuanto mayor es el adjunto, menor es el trabajo que realiza. Como no, toda verdad universal plasmada en una gráfica tiene sus puntos débiles -o excepciones, adjuntos trabajadores-, pero para eso existe el intervalo de confianza, que aunque uno nunca sabe bien lo que es, siempre queda de puta madre como argumento de irrefutable defensa. En este caso, el intervalo de confianza debe ser altíííísimo. Seguro.

Así es. El adjunto estándar empieza el ciclo de vida útil ilusionado por su nuevo cargo. La medicina le suena realmente bien, y ahora quiere marcha, dominación, y renombre. Hace suyo cada caso, cada paciente, y cada historia.

Inevitablemente, este inocente trabajador pronto llega a una etapa media de madurez, en la que equilibra el buen hacer en su día a día, con ciertos rasgos que ya empiezan a evidenciar la decadencia fruto del incipiente burnout. Algunos ejemplos serían:

- Se queja continuamente de que el adjunto de al lado tiene mucha menos carga asistencial. O eso le parece.

- Argumenta que en su época, los residentes se quejaban menos, trabajaban más, dormían menos, comían menos, e incluso consumían menos 02. *¡Todo antes era jodidamente mejor y nadie se quejaba! ¡Ahora os habéis convertido en unos llorones, acomodados! ¡Cuándo yo era residente operaba durante 48 horas sin dormir un solo...!* Cállese, por favor. Cállese.

- Cree que el sistema sanitario se va a pique. Todo va a ser destruido. Nadie hace nada. Todos son unos vagos. Menos él.

- Opina que el servicio contiguo es una verdadera mierda (dicho servicio tampoco hablará precisamente bien de este), y que el jefe no tiene pajolera idea de lo que hace.

- Te recomienda que estudies dermatología o radiología si quieres vivir realmente bien. O eso ha oído.

- Inicia el desprendimiento de guardias. O si las hacen, se les puede llamar guardias oníricas. Atrévete a despertarles.

- Largo etcétera.

Cuando la flor de la juventud termina por consumirse por completo, el adjunto madura y eclosiona finalmente a la última etapa: El dinosaurio. O como otros han decidido llamarlos, fósiles. Dinosaurios fosilizados, para llegar a un acuerdo. Sería injusto decir que todos los adjuntos terminan mutando en dinosaurios, porque no es cierto. Gran parte de ellos mantiene un ritmo de trabajo adecuado, lo que es de halagar. Pero seamos francos, este libro trata sobre sacar mierda, así que la normalidad no nos interesa en absoluto.

Esta etapa no requiere una extensa explicación si ya has rotado por alguna planta. Un dinosaurio ha conseguido llegar a la verdadera etapa dorada de la medicina. Ha conseguido desprenderse de gran parte de su carga asistencial (aunque suele mantener ~~la pasta~~ las consultas privadas. Es viejo pero no más listo que tú y yo juntos) y no solo eso, también es capaz de delegar su trabajo en otros residentes con cierta o total impunidad.

¡Ja! A ver quién es el valiente que saca a esa ballena de allí. A ver quién se atreve a contradecir a un médico que es más viejo que el 90% de los fármacos del mercado.

No, querido amigo. Eso no se hace así. La batalla para extinguir a un adjunto pasa por ir reduciendo poco a poco y de una forma sutil, su influencia. Sin la influencia, resquicio heredado de su época de máximo rendimiento médico, el dinosaurio pierde poco a poco su poder hasta que finalmente se ve abocado a ~~pasarse a la privada definitivamente~~ jubilarse.

Pero dejemos a un lado la evolución cronológica del adjunto y pasemos a lo que de verdad nos atañe, la clasificación general. Los distintos tipos que uno puede encontrarse en el día a día, que son cuatro y ninguno más: El maestro, el baboso, el amargado y el vanidoso.

Comenzaremos por el único salvable. El maestro, que acostumbra a ser el profesor tipo. Apasionado por su trabajo y generalmente esclavo de él, intenta impregnar en cada uno de los alumnos su pasión por la que ya es su forma de vida. Mediante la transmisión de conocimiento afianza todo su poder, una estrategia que impresiona a los pobres polluelos y les hace caer en sus garras. Quizás podríamos estar hablando del adjunto más avispado. Llegan a ser simpáticos con los alumnos, tratándoles de tú a tú, e integrándolos (o haciéndoles sentir integrados, porque no nos engañemos, aún no tienes ni puta idea de medicina) en el equipo asistencial.

La mitad de estos adjuntos son, simplemente, buenos adjuntos. Sí, también existen. Hay médicos inmunes a la *medicinitis*, que mantienen los mismos valores con los que empezaron la carrera. Que recuerdan lo putas que las pasaron cuando otro adjunto les ignoraba en su día, que pretenden ser un cambio positivo en este sistema de educación sanitaria. Si todos los médicos fueran como este subtipo, este libro probablemente nunca hubiera existido, o al menos todo él no sería más que un cúmulo de burdas mentiras.

No obstante, la otra mitad te ha engañado completamente. La otra mitad de los médicos maestro son aquellos adjuntos con una cara oscura e interesada. Sí, forman parte del segundo grupo. Enmascarados. Son los vanidosos.

El médico vanidoso es el centro del mundo imaginario que él mismo ha creado. Narcisista, egocéntrico, repelente. Disfruta transmitiendo el conocimiento, y no solo eso, también transmitiendo al resto su currículum. A la mínima que te despistes te habrá vomitado que ha escrito un libro o una enciclopedia, que ha descubierto un par de enfermedades o revolucionado el tratamiento con un ensayo modernísimo, que acaba de venir de Copenhague, de la reunión mundial de (la que sea cojones sea su especialidad, probablemente cirujano, cardiólogo o neurólogo), y que sí o sí, tú tienes que hacer su especialidad porque es lo *más mejor* del mundo.

Lo bueno de este tipo de adjunto es que, condescendencia mediante, acostumbra a dar un buen trato al estudiante de medicina. Eso sí, siempre que muestres un mínimo interés por su especialidad. Pobre de ti si se te ocurre soltar la verdad, polluelín. Por mucho que la odies, SIEMPRE di que en el fondo, quizás la cirugía es lo tuyo.

En realidad, los estudiantes tampoco pedimos demasiado. A la hora de la verdad nos importa poco si el médico nos está explicando una duda porque le nace como maestro, o por puro egocentrismo. Mientras nos dedique un mínimo de tiempo, más que contentos.

Y si hablamos sobre el tiempo, no hay otro ejemplo mejor que el del tercer tipo de adjunto. El baboso.

Los babosos acostumbran a ser médicos inteligentes, apuestos y atractivos que acostumbran a cortejar meticulosa y educadamente a las hembras jóvenes y regalarles flore… ¿¡Pero qué cojones dices, anormal!? No. Son simplemente viejos verdes.

Acostumbran a ser ogros de la caverna, aunque hay de todo. Utilizan lo más preciado y sucio que tienen para intentar llamar la atención de jóvenes polluelas: Su poder. Se ganan el favor de las estudiantes deslumbrándolas con todo el respeto que se han ganado durante los años previos, el manejo de la planta, del quirófano, y tristemente un largo etcétera. ¿Qué piden a cambio? La atención de esas jóvenes estudiantes. Nada más. Y nada menos.

Y muchas se dejan deslumbrar por los encantos, haciéndose las suecas. Por qué no decirlo, tonteando, muy sutilmente.

En último lugar, y ya sin apenas ganas de nada, el amargado. No confundir amargado con médico quemado, aunque el Burnout parece ser condición casi necesaria para terminar siéndolo.

El amargado no te mira cuando estás junto a él en la consulta. Procura hacer como que no existes, ni estás consumiendo el oxígeno de SU CONSULTA. Eres una carga para él, y no entiende por qué cojo*** el hospital es "universitario", pero no tuvo más remedio que acabar allí.

Si está hablando con otro adjunto e intentas acoplarte a la conversación, te dedicará una mirada furtiva para dejarte bien claro que no se te ocurra volver a intentar ponerte al mismo nivel que ellos. Porque cuando ellos hablan de, por ejemplo, ir a mercadona, es un viaje a mercadona DIFERENTE, mejor, supremo y máximo. No lo intentes, no te quieren.

Si llevas todo el santo día detrás de él y quiere deshacerse de ti, con un rostro aparentemente cortés sentenciará aquello de:

-Ponte con él, que tiene casos más interesantes. Seguro que aprendes más.

Jaque mate. Tocado y hundido. Sal de ahí a toda leche. Y no mires atrás.

Cuando los adjuntos llegan a la edad dorada, también ganan algunos derechos con los que todo ser médico sueña. Guardias localizadas. Es fantástico, te pagan por tener el móvil encendido, por si acaso.

Ahora imagina que eres el residente de primer año, en tu segunda o tercera guardia. Son las dos de la mañana, y acude a urgencias un paciente con una patología tan clara como la describe el libro. Pero tú eres un polluelo, acojonado. ¿Y sí tuviera esto? ¿Y si desarrolla esa complicación...? ¿Y si ha viajado al volcán Eyjafjallajökull? No te fías de nada, ni de nadie.

Por un momento, tienes esa tentación de llamar al adjunto "localizable", que está en su casa durmiendo. Pero luego piensas... ¿le voy a molestar? ¿Se cabreará conmigo? ¿Esta duda es una gilipollez? Cuando el miedo a lo desconocido supera a la vergüenza de lo esperable, llamas y recibes el grandioso *¿para esto me has llamado?* Y te hundes un poquito, eso sí, con la lección bien aprendida.

ACOJONANTE. Resulta que muchos residentes deben pedir disculpas a un adjunto localizable por realizar el trabajo por el que están cobrando. ¿Qué sería de un rey sin sus súbditos? ¿Y de un adjunto sin sus ~~esbirros~~ residentes? El vacío.

9. Sobreviviendo.

Hace pocos meses, fui participe de una conversación escalofriante, nacida de la más absoluta casualidad. En ella, un proyecto de enfermera discutía conmigo sobre diversos aspectos en común con nuestra carrera.

Yo le aseguraba, para su sorpresa, que durante los primeros cursos las asignaturas más básicas (Anatomía, fisiología, biología celular) son muy parecidas con las propias de una enfermera, y ella se mostraba extrañada, puesto que en teoría, en medicina todo es más. Sí, no sé en qué momento nos hemos ganado esta acojonante fama, pero para el resto de carreras sanitarias, al parecer en medicina todo es más denso, más extenso, más difícil. Todo es MÁS.

Pero a ella le interesaban bien poco las asignaturas. Más bien tenía curiosidad por saber cómo era la enseñanza que los distintos profesores impartían. Así pues, terminó por preguntar:

-   *¿Pero en qué asignatura os enseñan lo de ser fríos con el paciente?*

La miré extrañado, tratando de analizar detenidamente la situación. No había signos de ironía o maldad en la pregunta. Tan solo era una cuestión nacida de la sincera curiosidad. Aquello era terrible.

Dibujé mi mejor sonrisa, y traté de explicarle con cara de tonto que no, que en medicina justo se trata de inculcar lo contrario. Pero luego caí en la cuenta de que quizás, ni yo mismo creí mi respuesta.

No es raro encontrar, a raíz de la implantación del Grado médico, diversas asignaturas de nombres variopintos que intentan inculcarte la importancia de la relación médico paciente. Asignaturas que acostumbran a realizarse durante los primeros años de carrera.

Es decir, el primer año no has presenciado ni protagonizado ningún caso con un paciente real. Tú cumples con lo que te piden; aprenderte que el intestino delgado se divide en Yeyuno e Íleon, y un largo y olvidadizo etcétera.

Mientras, en ética te subrayan la importancia de ser simpático y atento. De empatizar. De utilizar onomatopeyas para dejar claro al paciente que estamos escuchando ("Sí", "Ajá", "Entiendo"). Todo esto, imagino, por si alguien pensaba o dudaba sobre si lo correcto es ser antipático, seco, sarcástico.

Así pues, los estudiantes apuntan en sus libretas que lo correcto es ser empático, para que no quepa duda alguna. Posteriormente lo vomitan durante el examen, y ¡todo ha salido a la perfección! Ética aprobada. Fin de la ética. Tres o cuatro años más tarde, luego cada uno hará con los pacientes lo que le salga de las mismísimas entrañas marranas.

Yo no soy experto, ni mucho menos pretendo sugerir cuál sería el método ideal para que en medicina no acabemos por crear monstruos. Para eso pagamos a otros. Tan solo he vivido en mis propias carnes la degeneración de algunos alumnos, que con la máxima nota posible en la asignatura de ética, son los que menos aplican toda esa teoría.

En base a nuestra forma de ser, y a lo que hayamos podido aprender durante los años de enseñanza teórica, serán varias las posturas que podremos adoptar una vez inmersos en el hospital. Hay de todo, por supuesto, pero aquí detallaré algunos de los perfiles.

- La estrella televisiva: Este estudiante ha consumido grandes cantidades de televisión novelesca. Tanta, que al final ha terminado por creer que su paso por el sistema sanitario se podrá comparar con cualquier película, donde él o ella será el absoluto protagonista. Por eso le acostumbran a pasar cosas fantásticas (cualquier banalidad será fabulosa), que contará con ímpetu a seis o siete amigos y familiares, en cuanto pueda.

  Al final del día, acostumbrará a hacer un resumen *express* de cada experiencia vivida en las redes sociales, con una frase cargada de emotividad sacada de *Google*. Porque coño, si no lo saben todos sus conocidos, es como si no hubiera pasado. Y eso NUNCA.

- El escupelibros: Con un perfil académico bastante alto, el escupelibros tiende a sentirse cómodo esté en el servicio que esté, pues domina la teoría de cada especialidad. Nada le da miedo. Quien debería tener miedo es el paciente.

  En cuanto los dejan solos con ellos, los escupelibros realizan anamnesis en las que lo único importante es demostrar el conocimiento en posesión. Vomitan enfermedades, tecnicismos, y demás barbaries que al final, logran suponerles algún tipo de placer.

- El falso sentimental: Los hay que al llegar al hospital escuchan atentos a los pacientes, y se emocionan con sus historias. Las viven tanto que marcan un antes y un después en sus vidas. Así, hasta la décima historia, donde todo comienza a ser parte de una torpe y aburrida rutina. Puro postureo.

Luego, acostumbran a transformarse en el ejemplo uno o el dos.

- El maestro de las sombras: Con un perfil opuesto a los anteriores, este sombrío compañero vive en la oscuridad permanente. Agachado y cabizbajo, de tanto en tanto asoma la cabecita por detrás del adjunto. Evita el contacto visual directo con el paciente.

  La luz solar y la anamnesis directa dañan su piel. Si todo va bien, acabará en análisis clínicos. Pero no siempre va bien.

- El ultrasocial: Otra forma más de sobrevivir en las prácticas del hospital es adoptando el rol ultrasocial. Aquí importa poco o nada tu manejo con el paciente, o lo bien que te sepas el temario. El objetivo es caerle bien al adjunto. Porque eso es así, si finalmente logras tu objetivo y consigues caerle en gracia, difícilmente te va a poner una mala nota.

- El justiciero: Cansado de pirámides y abusos, el justiciero pretende que todo el sistema cambie y se transforme en la utopía que nunca será. Sus armas son la humildad, la simpatía, y la empatía, manteniendo sus ideales bien alto en todo momento. Di que sí, justiciero. Todos te apoyamos.

- La babosa: Una variante más del perfil ultrasocial es la famosísima "babosa". Personas que hacen ojitos y miman a sus adjuntos, no de una forma social, sino mucho más... física. Que fino ha quedado, hay que ver.

  Básicamente, las babosas acostumbran a sonreír de más, acercarse de más, reír chistes de más, y hacerlo todo de más para causar una buena sensación al adjunto y a sus entrañas...

No, por supuesto tú conoces a un montón de conocidos que podrían englobarse dentro de una u otra categoría, pero tú no perteneces a ninguna de las malas. Yo tampoco, y el 99% de los lectores tampoco. Así que algo huele mal. Pero hagamos como que todos somos normales. Mucho mejor consuelo para el alma.

Que seamos un poco especiales no significa que todos los pacientes sean ángeles del cielo. Al final, en el hospital se sobrevive con cierta gracia, pero nunca vas a dejar de ser un estudiante. Tu cara lo dice, la forma de caminar, tus movimientos, tus charlas con los pacientes. Casi todo te delata.

Faltaría más, la gran mayoría de pobres pacientes te tratará como si fueras el mejor profesional que ha pasado por su vida. Si hace falta, fingirán que eres médico si eso te hace feliz, y ambos os sumergiréis en un teatro orgásmico.

No obstante, como estudiantes no dejamos de tener cierta aura de inocencia, que de tanto en tanto puede ser aprovechada por algún que otro paciente:

-Dígame Edefesio, ¿padece usted alguna enfermedad?
-¿Yo? Uy, yo no. Estoy perfectamente, ¿no me ves? Je,je.
-Ya le veo. ¿Toma alguna medicación?

-Ah, eso sí. Tomo captopril, propranolol, aspirina, clopidogrel, espironolactona, nitroglicerina, atorvastatina, dabigatrán, metamizol, norfloxacino, fluoxetina, diazepam, zolpidem y de vez en cuando sildenafilo. Pero muy de vez en cuando, eh.

-Edefesio, es usted el jodido puto amo.

Cuando emerja un paciente rebelde, que se niegue a colaborar con el estudiante o gesticule un rostro de desaprobación, el adjunto le asaltará con aquello de "¿si no enseñamos a nuestros estudiantes de medicina, quién le atenderá cuando nosotros nos jubilemos?", y ya está, el paciente asiente y sonríe, derrotado. Si es que los adjuntos se las saben todas cuando se trata de quedar bien.

La diferencia entre ellos y nosotros, es el respeto que los primeros exhalan. Si el adjunto pregunta, el paciente responde sabiendo que probablemente ese dato es de vital importancia para el diagnóstico o el tratamiento.

Ahora bien, los pacientes no dejan de ser personas (¿no me jodas?) como tú, con sus miedos, reservas y vergüenzas. Por eso cuando realizamos una anamnesis y entramos en territorio movedizo, no deberíamos esperar esto:

-Dígame Edefesio, ¿fuma? ¿Alcohol? ¿Alguna otra droga?

-Sí, claro. Fumo una media de quince cigarros al día, me tomo unas tres cervezas cada mañana, luego dos carajillos después de comer y un gin tonic antes de acostarme. Aparte, los fines de semana un par de rayas de coca, una media de dos metanfetaminas por noche de fiesta, y una vez al mes, unas setas. Que me suben mucho el ánimo.

Sino, esto:

-Dígame Edefesio, ¿fuma? ¿Alcohol? ¿Alguna otra droga?

-Uy, no. Alguna cerveza si salgo con amigos, pero lo normal, vamos.

No. Confesar la debilidad propia siempre es difícil, y más si es tan innecesario (en apariencia) como parte de la anamnesis de un estudiante. El paciente está jodido, y cuanto menos circo, mejor.

No obstante, disponemos de algunas herramientas que nos hacen la vida más fácil. Comodines, que a pesar de no otorgarnos la notoriedad de un adjunto, si nos transforman (aparentemente) en seres más respetables. Estoy hablando, como no, de LA combinación magistral, bata y fonendo.

Es pura magia.

Tú mismo puedes realizar el experimento en tu humilde hospital (menos Vall d'Hebrón o Gregorio Marañón, esos que no se den por aludidos). Ve un día cualquiera por los alrededores, los pasillos, o el ascensor, vestido de calle. Nadie te mira, no eres nada. En el ascensor, cada individuo mirará al infinito como si fuera el único ser en la tierra.

Aumenta un poco el nivel. Viste de auxiliar, mantenimiento, limpieza, o incluso, enfermería. Nada. Nadie te mira con esos ojitos de *gatito de Shrek*.

Basta. Llegó la hora de vestir con tu traje de *superhéroe*. ¡Ajá! Todo ha cambiado. En los pasillos los pacientes te mirarán de reojo al pasar, y te dedicarán pensamientos diversos (desde un *"uy, un médico, sonríe Edefesio. Cómo imponen los cabroncetes"*, hasta un *"¿y este pipiolo es médico? La sanidad se va a pique"*). En el ascensor, el 80% de ellos te saludará o se despedirá al salir. Porque sí, porque tienes la bata y eso te da un caché supremo.

La bata sirve para todo, no te creas. Su principal cometido es la higiene, pero eso es mentira. Su principal cometido es dejar claro tu estatus. Por eso, si decides pasearte a la hora del almuerzo alrededor de cualquier hospital o facultad de medicina, observarás a gente vestida de blanco en los bares y cafés.

Claro que sí, a tomar por culo la higiene. Salimos con batas y pijamas, arrastramos nuestra aura nosocomial hacia fuera del hospital. Luego recogemos la mierda de la calle, y la volvemos a meter en el hospital. ¿Ves como la bata sirve para todo?

Y luego está el fonendo. Tu segunda arma. A veces la bata no termina de dejar clara tu posición en el hospital, pero ya con fonendo, no habrá ninguna duda.

En base a este curioso *cachivache*, existen dos tipos de estudiantes de medicina; Los que se colocan el fonendo sobre el cuello, y los que deciden guardarlo en el bolsillo. Un gesto sencillo, y mortalmente revelador. Qué placer infinito debe suponer sentir esa mezcla de goma y metal sobre el cuello.

Pero como un gran poder conlleva una gran responsabilidad, el fonendo puede ser un arma tan *posturera* como traicionera. Que se lo digan a… los… SOPLOS. Que son, fundamentalmente, el motivo por el que deberías llevar un fonendo.

Estás en los inicios de cuarto de medicina. Aún no sabes que es un SCACEST, pero te ha tocado rotar por cardiología. Qué remedio. Entras a la habitación del paciente, y tu adjunto comienza una anamnesis cutre, que no tiene nada que ver con el que exhaustivo interrogatorio que se supone que todo médico debería hacer. Pero da igual, tú estás obnubilado.

Tras ello, comienza la exploración:

-*Ey, polluelín. Ven aquí, corre* –apunta el adjunto en modo cabrón.

Y llegados a este punto, pueden pasar dos cosas. Primera, que te haya tocado un adjunto medianamente majo, y funciona como un guía espiritual:

-*A ver si escuchas este soplo presistólico de estenosis mitral. Se escucha fantástico, ¿a que sí?*

Y tú, que aún no sabes que es un SCACEST porque no lo has dado en el temario y no has escuchado nada aprovechable, sonríes como un subnormal y realizas un pequeño gesto de afirmación, no demasiado exagerado. Cualquier cosa que dé a entender que sí, pero no del todo, pero sí.

A veces, solo a veces, y cuando el adjunto es bueno, sabrá leer tu cara de cebolla y finalmente, aunque requiera cuatro intentos más, te hará escuchar el jodido soplo. Genial, así no se te olvidará nunca más.

Y luego están estos adjuntos, que tras instarte a explorar, preguntan:

-*¿Lo has escuchado?*

-*S... sí.*

-*¿Qué tipo de soplo es, y con qué patología lo relacionarías?*

Oye, se siente, no haber contestado que sí en primer lugar. Aunque para listos los alumnos, cuando se trata de su integridad moral. Rápido, polluelo. Piensa.

Sí, muy bien, utiliza la respuesta comodín. Sirve para 1º, 2º, 3º, 4º y 5º de medicina, pero no para 6º:

-*Es que... eso aún no lo hemos dado en el temario* –golpea el alumno.

¿Ves como no era tan difícil? Solucionado. Eso sí, tu dignidad de cara al paciente ha quedado gravemente mermada. Y además, si no tienes ni idea de la especialidad por la que estás rotando, vas a tener que ganarte al adjunto de otra forma. Conversando.

No es nada complejo sumergirse en una conversación banal con un adjunto predispuesto y de actitud amistosa. Pero por desgracia, un gran porcentaje de médicos acostumbra a llevarte tras de sí cual esbirro, y como sabes, los esbirros no entablan conversación con sus amos.

Esto es, durante el café se sucederán silencios que te pueden resultar terriblemente incómodos. ¿Qué haces? ¿Le hablas del tiempo? Para que luego no afirmes que este libro ha sido una completa pérdida de tiempo (vale, sí, lo ha sido) desde Jungla premédica queremos aportarte algunas preguntas comodín, que harán tu vida más cómoda durante el *coffe time* (ois, pero que fino). A pesar de que todo esté tuteado, emplea "usted" en caso de tratar con un médico mayor de cincuenta años y/o del Partido Popular.

-La verdad es que tu especialidad es bastante variada. ¿Sabías ya desde joven que querías especializarse en esto?

-Pues la verdad que esta especialidad no me llamaba especialmente la atención, pero ahora que estoy en prácticas, cambió mucho mi punto de vista.

-¿Y tú, estudiaste en esta facultad?

-Tu especialidad ha cambiado mucho en los últimos años, ¿no?

-¿Qué hospitales son los mejores para hacer ésta especialidad?

Cuán difícil resulta entablar una conversación medianamente decente con un adjunto callado sin parecer que estás arrastrándote en el sucio camino del peloteo barato.

Y así, si te portas bien, quizás te ganes las sobras de los regalos que el adjunto recibe de los visitadores médicos. Bolígrafos, lápices, libretas, carpetas. Las sobras, como dije.

Claro que sí. Llevar carpetas con nombres de medicamentos te hace parecer más médico, más intere… qué coño, es gratis. Cógelo y calla, sin remordimientos. La supervivencia no siempre es trofeo del inteligente, sino del espabilado.

No sé cómo ~~coño~~ diantres he terminado hablando de esos malditos bolígrafos con nombres de antihipertensivos modernos, fármacos que hacen lo mismo de siempre pero diez veces más caros. Ni por qué ~~cojones~~ rayos el número de palabras malsonantes parece crecer de forma preocupante conforme avanza el libro. La confianza es un arma de destrucción. No masiva, pero sí perversa.

10. Postureo quirúrgico.

No es de extrañar que cada carrera tenga sus postureos varios, motivo de eterna satisfacción para los estudiantes de cara a la galería, esto es, en las redes sociales.

Así pues, el abogado colgará alguna fotografía vestido de traje y corbata un día cualquiera, la enfermera subirá una profunda reflexión sobre lo mágico de cuidar y escuchar a los pacientes (con alguna puyita médica. ¡Ellas son las que cuidan verdaderamente al paciente, joder!), y el ingeniero, su paso por algún importante congreso de tecnologías que nadie entiende.

Luego, en otro nivel, estamos nosotros. Los inicios de la carrera ya sirven como aperitivo. Los sujetos premédicos visten sus batas blancas mientras juegan a ~~salvar vidas~~ toquetear probetas y microscópicos. También diseccionan animales en un intento de aprender cosas, así, en general. Nadie gana nada masacrando a una rata, salvo la anécdota y una sangría sin sentido. Todo captado por documentos gráficos.

El quirófano queda demasiado lejano durante los primeros cursos, pero no hay nada que temer. Para suplir esta carencia, alguien inventó las salas de disección.

Por suerte para ti y tu ropa, el olor a formol es casi exclusivo de la primera mitad de la carrera. Nadie volverá a mezclarse con esos brebajes demoniacos, salvo los anatomo-patólogos. Nunca te cases con uno.

Las salas de disección suponen el ansiado encuentro del estudiante con aquello que siempre te va a preguntar tu mejor amigo; *"¿Pero ya has visto muertos?"*. En esta habitación, inicialmente gobernada por el respeto al fallecido, se termina degenerando bajo la influencia de rutina hacia un espacio donde cabe el humor negro.

Demos gracias a que las fotografías suelen estar explícitamente prohibidas, y las caras de los cuerpos, tapadas. O al menos deberían.

Pasan los años, y el alumno medio tiende a iniciar sus contactos con el quirófano. Lo primero es la base teórica, está claro. Tal y como suena, "quirófano" es una palabra que acojona a todo aquel ajeno a su rutina, así que más vale estar preparado.

Por ello se comienza por lo más básico, la ropa e higiene. Como ocurre en el 94,12% de las restantes asignaturas, vas a ser testigo de un proceso teórico que comparado con la vida real es poco menos que un chiste.

El mejor ejemplo es el lavado de manos. Triple enjuague, rascado, mezcla con un par de brebajes antisépticos, las manos en vertical, el agua siempre de arriba abajo, no toques nada más, utiliza los codos y otras partes de tu cuerpo para abrir puertas.

Y luego rotas por diferentes servicios, para comprobar como algunos sí cumplen el macabro proceso, mientras que otros hacen poco más que enjuagarse las manos.

-Hola, ¿quién eres? —pregunta una enfermera de mirada desafiante.

-Soy Repelentín, estudiante de medicina. El adjunto me ha dejado lavarme —explica él, cargado de ilusión y desconocimiento.

-¿Te has lavado alguna vez?

-La verdad que no —admite.

La enfermera desafiante resopla de forma manifiesta.

-Bien, pues haz exactamente lo que yo haga, ¿de acuerdo?

-De acuerdo.

[...]

-No, no saques la esponja y la dejes ahí encima. Abre el envase pero déjala dentro para después. CONTAMINADO.

-¡Así no! Las manos hacia arriba, siempre. CONTAMINADO.

-NO, no te rasques la cara. CONTAMINADO.

-¿Acabas de tocar el grifo con la mano? Vuelve a empezar.

-¡¡Has respirado demasiado cerca de las manos!! CONTAMINADO. PELIGRO. ÉBOLA. MUERTE.

-Buenos días, ¿comenzamos la operación? –comenta el doctor Supremín, mientras se saca un moco con la mano.

Hagas lo que hagas, serán varios los ojos que posarán su mirada en ti, expectantes de que comentas algún tipo de error con el que poder asaltarte. Paciencia.

El quirófano puede parecer un lugar sagrado para la gente corriente, pero no para las gerentes o los responsables en última instancia. En muchos hospitales, especialmente los más antiguos, existe un gravísimo problema de seguridad que los convierte en un patio de recreo.

La saturación a los que se ven sometidos estos hospitales, que acogen a cientos de alumnos premédicos, provoca que nadie sepa exactamente quién entra o sale de allí. ¿Eres jardinero, barrendero o cajero del Burger King? Compra una bata, di que eres alumno de medicina, y podrás asistir a operaciones, partos, y cualquier sangría que se te ocurra. Aunque éste fenómeno a grandes rasgos pasa desapercibido, ha habido casos de robos y otras jugarretas tan obvias como evitables.

Y así seguirá, como no podía ser de otra forma. Seguirá ocurriendo hasta que se masque la tragedia, nos demos todos una buena hostia, y los quirófanos se vuelvan peor que las aduanas.

Los miembros del quirófano son más o menos fijos en cuanto a roles. Tienes por una parte al adjunto Supremín, que actuará como líder de la manada. Puede estar acompañado de otro adjunto, o un residente estándar que le reirá cada chiste, o apoyará cualquier alegato que se le ocurra al jefe de la sala.

Entre ambos doctores, consciente de su poder, encontrarás a la enfermera quirúrgica. Al parecer, porque no quiero meterme demasiado en la hipotética jungla enfermeril, las enfermeras quirúrgicas son algo así como las cardiólogas dentro del bloque médico, o las neurocirujanas del quirúrgico. Son (o se creen) el *top*.

Desde luego, acostumbran a tener carácter. Mientras el adjunto va más por libre, ella te va a vigilar como si fueras una bomba de relojería. Si tocas su zona azul, estás muerto. Si haces un movimiento brusco, estás muerto. Si solo hay una silla e intentas acercarte a ella, estás muerto.

Pero intentemos entenderlas. Han de aguantar la megalomanía y las exigencias de no uno, si no varios cirujanos cada día, ¿cómo no van a estar quemadas? Eso no quita, por supuesto, que al igual que los cirujanos son carniceros y los traumatólogos carpinteros, una enfermera quirúrgica sea poco más que la repartidora de cubiertos del show. Todo ello en testimonios de otros enfermeros, por supuesto. En jungla premédica ya tenemos suficiente *shit* como para preocuparnos de la *shit* ajena.

En una esquina, leyendo el periódico (si tiene más de cincuenta) o el ipad (si menos de cincuenta) encontrarás al anestesista. De vez en cuando, la máquina que vigila emitirá algún tímido pitido, y él se acercará para toquetear algo y volver rápidamente a su medio de entretenimiento. *¿Habrá hecho algo?* Te preguntarás. A saber. No quieras conocer demasiado. Y no envidies a los anestesistas, porque debe ser un trabajo aburridísimo.

Luego estás tú, por supuesto. Todo varía en función del curso en el que te encuentres. Si se trata de primero, segundo o tercero, todo te va a parecer fantástico, asombroso, complicadísimo, y *blablablá*, pero tú única aspiración es una. Hacerte LA foto. Has estado en un quirófano, y eso lo han de saber tus 300 amigos de *Facebook*. Una vez recogido el documento gráfico correspondiente, todo lo demás es superfluo.

Si asistir a operaciones forma parte de tu rutina (cuarto, quinto de medicina), sueñas con un color. El azul. Sabes que el residente y el rotatorio tienen preferencia sobre ti, pero eres joven y nadie va a destruir tu esperanza. El sueño de lavarse y asistir. Sujetar un trozo de piel con una pinza te va sabrá igual que haber salvado una vida. Ello en caso de que te guste la cirugía, por supuesto.

Ya como rotatorio, podrás relajarte, y disfrutar (o padecer) las diferentes operaciones a las que te dejen asistir. No solo eso. Si te fijas bien, también serás capaz de presenciar varios de los rocambolescos fenómenos paranormales del quirófano:

- ¿Te pica? A poco que seas ligeramente TOC, tu mente no dudará en jugártela en la zona estéril. Puede que previamente estuvieras perfecto, pero todos los picores comenzarán justo en el momento en el que te laves y no puedas rascarte. La nariz. La oreja. Un huevo. La teta izquierda. Una pestaña. Todo te va a picar. Y todo te dejará de picar en cuanto puedas rascarte de nuevo.

- ¿Estornudos? El quirófano es una zona de máxima higiene, y nosotros, unos chicos muy prudentes. Por eso es normal y totalmente comprensible que te lleves las manos a la boca al estornudar, aun llevando la mascarilla puesta.

No, en realidad es bastante subnormal hacerlo, pero los reflejos son así de jodidos. Si te pasa, simplemente disimula para preservar tu dignidad. Y recuerda, si te ha salido el moquillo, ellos no pueden verlo. Pero no utilices la mascarilla de pañuelo, guarro.

- ¿Utilizas gafas? Entonces odias la condensación. Ese fenómeno horrible que te las empaña una y otra vez, volviéndote inútil. Existen gafas con anti-reflejante, anti-parásitos, y probablemente anti-brujería, pero ninguna es inmune al empaño. Por no hablar de las gafas rebeldes que se deslizan por tu nariz mientras estás en la zona estéril. Todo un invento satánico.

- ¿Laparoscopias o *Youtube*? A veces, asistirás durante horas a operaciones mediante laparoscopia que podrás observar a través de una pantalla de vídeo. No existe diferencia alguna con ponerte un vídeo en *Youtube* de la misma operación, pero oye, estar cerca del *meollo* ya cuenta.

- ¿Órdenes sencillas? En quirófano, todo parece más importante, y cada movimiento, vital. De vez en cuando el adjunto o la enfermera puede que requieran la ayuda de alguien para encender una luz, mover un cacharro, o accionar algún botón. *¿Puedes encender ese interruptor?* Para ellos es súper sencillo, pero tú necesitas asegurarte de todo, e intentar evitar una cagada magistral. *¿Éste?* Responder con nervios. Aun así, no es extraño que enciendas el de al lado, que no lo hagas bien, o que vuelvas a preguntar. Por asegurar.

- ¿Operación bikini? Los encargados de suplir los quirófanos con pijamas deben pensar que allí todos pesamos entre 100 y 150Kg. Encontrarás a tu disposición alguna S, varias M, un montón de L, y toda una batería de XL, XXL, Y XZXS423GWW.

- ¿Estás bien? No es fácil, para aquellos poco acostumbrados a las carnicerías, entrar en una sala cerrada y hermética, donde vas a estar respirando tu propio CO_2 en una asfixiante mascarilla mientras observas sangre, un ojo, o varios huesos rotos. Los cirujanos lo saben, años de experiencia que les han permitido distinguir cuando un alumno entra en esa palidez característica previa al desmayo. Sin embargo, nosotros somos los más chulos del parque, y muchas veces, tratando de hacernos los valientes, intentamos aguantar, y aguantar... hasta que el mundo se viene abajo, y entonces sí se monta un verdadero espectáculo.

Así pues, el postureo quirúrgico llega a su clímax a través de las más típicas fotografías. De las imágenes en pijama verde, pasamos al complejo y elitista traje azul del rotatorio. Los más repelentes no dudarán en tomar varias fotografías para subir a sus redes sociales. Siempre acompañadas de alguna frase inspiradora como:

"La sensación de salvar una vida."

¿PERO QUÉ VIDA NI VIDA VAS A SALVAR TÚ?

Todo ello aunque durante la operación tu función haya sido succionar el suero excedente de la herida, o cortar el hilo de los puntos. Y mira, por ahí no.

Nos encanta el postureo malo, ser los héroes de una película que solo está en nuestra cabeza. Lo nuestro es un trabajo tan necesario como lo es cualquier otro, y eso es algo que difícilmente aceptaremos jamás.

Y por si cabe la duda, recuerda SIEMPRE evitar cualquier hospital donde sea el estudiante quien salva una vida. Qué mal. Pero qué mal.

11. Bibliosex.

Dicen las leyendas, que tiempo atrás (mucho tiempo atrás), las bibliotecas eran un lugar de culto, un manantial, donde jóvenes alumnos acudían en busca del estudio perfecto. No se sabe a ciencia cierta cuando, pero esta premisa fue mutilada y degeneró en las bibliotecas que todos conocemos hoy.

No obstante, cabe señalar que un importante porcentaje de estudiantes prefiere crear una cueva de reclusión en su propia casa, y estudiar allí, ajenos a los improperios de una biblioteca. En los periodos de exámenes, estas cuevas degeneran en el escenario típico de cualquier síndrome de Diógenes. Y aún rodeados de mierda, al menos los usuarios del método cueva disponen de un espacio silencioso, tranquilo, apestoso y cálido.

¿Por qué iba a querer estudiar en una biblioteca, con el ruido, la gente y la masificación? Se preguntan los tipo *cueva*. Ah, querido amigo, esa es una pregunta compleja con una respuesta ridícula. En resumen, una biblioteca es un caos ordenado en el que se reúnen hormonas de todo tipo.

Así pues, en éste milenario lugar uno puede encontrar perfiles de todo tipo:

- Los chupipandi: Se trata de un grupo de varios amigos, cuya intención inicial era el estudio. Sin embargo, en algún momento del proceso, decidieron que la biblioteca era un lugar muy divertido para hablar y contarse todo tipo de *surbormalidades* varias, anécdotas, chistes, risas, y cualquier cosa alejada de los libros. Por supuesto que podrían salir fuera y hablar, pero dentro todo es más divertido. Y además, son muy, pero que muy malotes.

- Los cazadores: Muy fáciles de distinguir. Los apuntes que acumulan encima de la mesa son bastante escasos, no tienen necesidad alguna de estudiar (de hecho, no lo hacen), y acostumbran a pasearse de aquí para allá durante toda su jornada de estudio, observando detenidamente. Son cazadores, a fin de cuentas. Su objetivo es ligarse a presas fáciles, vulnerables ante periodos de exámenes cercanos.

- La *tacones*: De un perfil muy parecido a los cazadores, pero con un rol muchos menos activo. Hay gente que simplemente va a la biblioteca a brillar, y hacerse oír. Da igual que hayan estado más tiempo con la preparación y/o maquillaje que estudiando en sí. Lo importante es llamar la atención, la biblioteca es el escaparate perfecto, y una pasarela donde los tacones resuenan que da gusto.

- Atracón en la biblioteca: Al parecer, para algunas personas comer en la biblioteca resulta algo tan prohibido como estimulante. Así que más allá de las previsibles bebidas energéticas y cafés, han decidido montarse un picnic que sufrirán los compañeros circundantes.

- El que va a… estudiar. Sí amigos, representan aproximadamente el 10% de la población total *bibliotequil*, pero existen. Todos sabemos que nuestros queridos vecinos esperan pacientemente hasta enero o junio para hacer sus reformas en el hogar, realizar cualquier tipo de obra, o comprar un nuevo instrumento musical con el que dar a conocer su talento a través de las paredes. Por ello, a veces en la biblioteca uno puede encontrar gente que va a estudiar. O porque simplemente te concentras más en éste pequeño microclima, que también puede ser. Los estudiosos acostumbran a llevar tapones.

- El abuelo del periódico. A veces, los respetables señores mayores deciden que les apetece leer el periódico, un libro, o curiosear un rato sobre patologías que les acechan. Como no distinguen entre bibliotecas universitarias y *bibliotecas públicas centrales* de toda la vida, se levantan todo lo temprano que haga falta para ocupar una de esas preciadas sillas y pasar el día en la biblioteca, refrescándose entre su prometedora juventud.

- Bachilleres: Por todos es sabido que segundo de bachiller es un curso exigente si pretendes mantener una media elevada. Pero seamos sinceros, los *bachilleres* acuden a las bibliotecas universitarias con cierto postureo, encandilados por todo lo que tenga que ver con la universidad que les espera. Mientras, los estudiantes de medicina observan de reojo sus apuntes de Historia o Filosofía, y se regodean para sus adentros por la grandiosidad que han alcanzado.

- Espíritus de folios en blanco. Son los últimos integrantes de la biblioteca, y representan otro 10%.

Asientos vacíos, ocupados por un sencillo folio en blanco encima de la mesa. No hay nadie sentado, tan solo es una reserva al amigo del amigo de la amiga, por si acaso se pasara por la biblioteca. Remotamente.

Efectivamente, podría parecer que todos los perfiles del estudiante de biblioteca son generales, y sirven para medicina pero también para todas las otras carreras. Podría ser. Pero como aquí en medicina todo es más intenso, y *más mejor*, pues seguro que también es más verdad.

Es obvio que la mayoría de nosotros hemos formado parte de varios de los roles en algún momento de la carrera, a quién vamos a engañar. Pero tú *shhh*. Tú solo has sido estudiante real, o como mucho, algún día chupipandi. Nada más.

Utilizando el buen ejemplo de los folios en blanco, queda patente que muchas veces dentro de las bibliotecas se forman sectas y mafias oscuras. A primera hora de la mañana uno de los cabecillas de estas mafias acostumbra a reservar una fila de asientos sin pudor alguno, con folios blancos que te gritan a la cara "Tú aquí, no. Y puede que mi amigo tampoco, pero le reservo por si acaso".

Acabemos con las mafias de los folios en blanco, por el bien común.

Y no solo en las bibliotecas, a decir verdad. Cuando se trata de coger sitio en lo amplio de una clase teórica cualquiera, el mecanismo es el mismo. La gente es capaz de asesinar por ver al profesor 0.7 metros más cerca. Porque sí, porque estar en las primeras filas es muy importante. ¡La información te llega antes que al de la fila de detrás! Unos 0.02 segundos. Y en medicina, saber antes que nadie es primordial.

En la biblioteca, siguiendo con el hilo del capítulo, también tienen lugar fenómenos que afectan a la relación de los diferentes cursos de medicina entre sí.

Cuando el estudiante cursa los primeros años y aún es joven, observa con admiración como sus mayores estudian patologías complejas, y le parece que todo aquello es impresionante e inalcanzable. "¡Cuánto saben!" "Ojalá yo llegue a hasta ahí".

Lo ven todo borroso y lejano, obligados a estudiar histologías y bioquímicas cuya materia resultará mayoritariamente inútil en apenas dos o tres años.

Pero los años pasan, amigos y amigas. Más rápido de lo que somos capaces de concebir. Al final, terminas en los últimos cursos y te das cuenta que todo ese conocimiento que pensaste que tendrías, no está. Que no sabes nada, que todo queda por saber. Y te preguntas si es que los alumnos de antes sabían mucho más que tú, o si eres gilipollas.

Y al final hallas la respuesta. No, no eres gilipollas. Al menos en lo que respecta a éste tema. Ni tú, ni esos viejos alumnos sabían nada. Tan solo lo parecía. En medicina siempre hay más por saber que menos. Por eso no podemos abarcarlo todo, y en realidad, no abarcamos casi nada.

El conocimiento de una especialidad concreta tiene efectos inesperados en el alumno. Muchas veces, rechazamos asignaturas que nos parecen tediosas porque aún desconocemos su contenido teórico.

Basta con haber estudiado la especialidad, y rotar por el servicio de esa asignatura para darte cuenta de que no todo era tan negro como parecía, y que una vez controlas sobre un tema, es difícil que no te guste. Porque lo que verdaderamente nos gusta es regocijarnos de lo que sabemos. *¡Esa enfermedad me la* sé! ¡Éste tratamiento era el que yo decía! ¡Joder, puedo responder a las preguntas del adjunto... esta especialidad me encanta!

¿Pero qué me está pasando, ahora me gusta la nefrología? ¿La cardiología? ¿Digestivo? ¿Traumatolo...? No, traumatología no. Esa no puede gustar.

En cualquier caso, desde Jungla premédica apoyamos absolutamente el hecho de que las bibliotecas sean una espiral de hormonas revolucionadas y que los inocentes estudiantes se revuelquen por las mesas. Claro que sí. Hacia arriba o hacia abajo, lo importante es que en tu vida te pase algo más que medicina.

Y ya está. Como no se me ocurre nada más que decir sobre la grandiosidad de las bibliotecas, pasemos a otra cosa.

12. Pollacentil.

Si aquel periodo infernal llamado "exámenes" conseguía poner patas arriba al conjunto de la fauna premédica, aún no has visto nada.

En medicina no solo nos gusta ser buenos, también queremos ser lo mejor del corral. Por eso cuando saques un nueve y tu compañero *repelentín*, que ha estudiado más que tú, consiga un ocho, te va a maldecir para sus adentros, sin piedad.

Las primeras convocatorias de exámenes guardan una importancia que el alumno recién llegado desconoce, pero acaba por aprender en la totalidad de los casos. Las notas. Esas calificaciones van más allá de decirte simplemente lo mucho que controlas la materia. Hablan sobre ti. Al menos, para gran parte de tus compañeros.

No te preguntes cómo, a veces la ignorancia es el mejor bálsamo, pero si eres de los que siempre aprueba y ésta vez ha suspendido, muchos de tus compañeros lo saben. Si eres de los que rara vez aprueba y en ésta ocasión has destacado por sacar un excelente, también.

Ya sé que dije que no debías preguntarte cómo, pero me da igual. Te lo explicaré. Dentro de la escala de ratas y ratones repelentes, existe un grado en el que el alumno es capaz de descifrar los *deneís* de sus compañeros, para saber qué nota tiene cada uno. Así luego van comentando y analizando uno a uno. Y si no, siempre se corre la voz.

Sea por A, por B, o por ratas y ratones, con el paso de los años la gente acaba conociendo como es tu comportamiento con las notas. En qué rango de mueves.

Así pues, cada uno de los alumnos del corral va adquiriendo una fama de acuerdo a las notas que acostumbra a cosechar, y en base a ello, es etiquetado cual pollo.

- PACO: El que siempre saca matrícula de honor. Un tío listo, debe estudiar ocho horas al día. Sin vida social. Pobrecillo.

- PAQUITA: Acostumbra a suspender. Es pésima, y probablemente lo será como médico. Pobrecilla.

- PAQUIRRÍN: Navega entre el notable y el aprobado. Del montón. Insulso.

Y ya está. Etiquetado y juzgado en uno de los tres grupos, listo para ser apaleado, por arriba o por abajo.

La fama que te ganes durante los primeros años, terminará por acompañarte durante los posteriores, sin piedad alguna. Gracias a ella, diferentes variables puedes ser utilizadas por el resto de tus compañeros: ¿Me puedo fiar de los apuntes de Paco? ¿Le puedo preguntar a Paquita una duda? Si en el examen me ponen junto a Paquirrín, ¿es fiable copiarse de él?

Fantástico. Hablando de copiar, hablemos de tal noble arte. ¡Qué ganas tenía uno!

Copiar no interacciona con la moral de ningún alumno (al menos, no para el 96,013%) (Sí, es un número tan molón como inventado) cuando de ello depende la nota a sacar en el examen. Especialmente, si se juega en el contexto de alguno de los mecanismos de destrucción de tu felicidad: Campana de Gauss, elevación de la nota de corte, etc.

Es decir, aquí lo que hayas estudiado es un factor más, uno de tantos. Especialmente en el caso de los *tipo test*, la suerte y la posibilidad de copiar alteran de forma notable todos los resultados, para bien y para mal.

Tiembla cuando los dos personajes más empollones de tu corral se junten al hacer el examen, uno al ladito del otro, y tengan posibilidad de copiar. Unirán sus conocimientos de forma sinérgica, para crear el examen perfecto que destruya por completo la campana de Gauss, y con ello, tus posibilidades de aprobar. Y tus sueños. Y tu cartera al tener que pagar segundas matrículas. ¡Y todo!

¡Chívate!

No, no seas tonto y te vayas a tirar piedras al tejado a estas alturas de la película. Que tú también copiaste (o lo harás). Lo único que puedes hacer es resignarte, y rezar para que a ti te beneficie más que al resto.

Es curioso, si me lo preguntas, cómo varía la postura de los profesores con respecto al noble arte de copiar.

Medicina se divide en dos grandes bloques: El primero no es medicina, más bien la base de ésta (Anatomía, fisiología, física y un largo etcétera de cosas que no te servirán para casi nada), e incluye 1º, 2º y hasta 3º de carrera. Por lo general, las clases acostumbran a impartirse en facultjdes, y los profesores, se dedican en exclusiva a la enseñanza.

Es decir, su trabajo principal es hacerte comprender la materia, y evaluarte mediante un examen que controlan de forma más o menos estricta.

Y luego está el segundo bloque, 4º, 5º y 6º de carrera. Los alumnos pasan de la universidad al hospital, y los profesores ahora son... médicos. Es decir, son 95% médicos, 5% profesores.

Su trabajo principal no es la enseñanza. ¿Esto en qué se traduce y qué mierdas tiene que ver con el tema que estábamos hablando? Te preguntarás, cargado de furia.

Pues que el cirujano maxilofacial que te impartió dicha asignatura no tiene otra cosa que hacer que ponerse a vigilar quién copia. Él es tan sumamente importante, que puede ponerse a leer el periódico en mitad del examen. Los profesores de la universidad nos conocen más, y generalmente las restricciones son mayores.

Y luego están, por supuesto, los VAGOS. Profesores o médicos, aquí eso importa poco. No importa que sea el año 2009 o 2015, reciclan las mismas diapositivas porque son muy ecológicos. Con su tiempo, por supuesto.

Generalmente, los mismos que con toda la gracia del universo repiten año tras año el mismo examen. No vaya a ser que tengan que... TRABAJAR. Pensar preguntas que escribir.

Ahora, que sean vagos no quiere decir que no AMEMOS con toda la fuerza de nuestro corazón a esos profesores que repiten su examen. Y un mensaje de tranquilidad para aquellos que se escandalicen y piensen... *¡desvergonzado! Si repite el mismo examen, no vas a aprender nada. El objetivo de la enseñanza médica es aprend...* basta. Lo he entendido.

No es así. Incluso sabiendo con un valor predictivo positivo del 100% (¿¡Qué cojones acabo de decir!?) que el profesor preparará un examen repetido, el universitario premédico estándar, desconfiado por naturaleza y enfermedad, estudiará dicha asignatura de cabo a rabo. Como si nada. ¡Chico, relájate, que con mirar el examen del año pasado es suficiente! Nada, que no me lo creo ni yo, que tampoco lo hice.

Bien. Vale. Todo este cúmulo de oscuros estigmas y lloros no pasa desapercibido en la mentalidad del alumno medio. Porque al final del día, todo se paga, amigos. Por eso cuando termina la carrera y los premédicos (médicos en teoría, pero no en la práctica por dios. No los dejéis sueltos) dejan a un lado los exámenes, todo se vuelve confuso.

Ya no hay calificaciones, ni aún peor, comparaciones. El examen MIR queda demasiado lejos. *Rápido, ideemos algo para satisfacer su ansia de sangre,* pensaron las academias. Y así nació, el fenómeno, A ver quién ~~la~~ lo tiene más grande. El percentil.

Las academias son astutas. En un mundo ideal no existirían, y serían las propias facultades de medicina las encargadas de dar a luz alumnos preparados y responsables, capaces de preparar por si solos una especie de oposición.

En su lugar, decidieron sacar provecho y exprimir a los alumnos, a cambio de unas cuantas monedas. Veamos. Esperad que abra la calculadora de Windows... ya.

- Una academia estándar con 1000 alumnos, a 3800€ la matrícula (si estás en sexto, ya deberías saber de cuál hablamos); Ingresos de 3.800.000€ anuales.

- Una academia con 4500 alumnos y 1600€ de matrícula = 7.200.000€ anuales. Si le cuelan un máster o cualquier estupidez extra al 10% = sobrepasan los 8 millones de euros anuales.

¿Entiendes ahora por qué te regalan los libros? ¿No? Yo tampoco. Si total, nos vamos a apuntar igual a una de ellas.

Las pobres y humildes academias (que en el fondo son satanás, lo sabes tú, y hasta los hidrólogos médicos) preparan sus manuales con eficacia, amor, y *muchas cosas bonitas.* Al final, todo se resume en un compendio de las enfermedades más preguntadas, o las que previsiblemente caerán en tu próximo MIR.

Estudiar el MIR es un paso intermedio entre terminar la carrera y comenzar el verdadero aprendizaje médico, la residencia. El ministerio tantea una serie de preguntas que supuestamente debemos conocer para llegar a ser especialistas. Es la última vez en tu vida que estudiarás traumatología, u oftalmo. Algo es algo.

El MIR es una prueba teórica. Demasiado. Por eso de tanto en tanto plantea situaciones algo estrambóticas. Personalmente, siempre me llamó la atención el caso de radiología y sus preguntas. Durante la carrera uno hace lo que puede, y la termina con la "soltura" de saber distinguir el páncreas en un TAC. Nada más.

Sin embargo, llega el MIR con una de sus preguntas:

...bla bla caso clínico estándar bla bla con imagen en radiografía en "Dedo de guante".

Y todo el mundo marca con decisión la respuesta correcta: Aspergilosis broncopulmonar alérgica. Fantástico.

Si mañana te plantan en urgencias frente a una radiografía en "dedo de guante", pondrías la típica cara de "gilipollas profundo", puesto que no has visto uno de esos dedos infernales en tu vida, ni planeas hacerlo. Ya te cuesta distinguir el patrón intersticial, como para ponernos finolis.

¿DÓNDE COÑO ESTÁ EL GUANTE? Da igual. El MIR es así en decenas de preguntas, que se transforman en asociaciones memorísticas directas. Lees una palabra clave en la pregunta, y ya sabes la respuesta. Da igual si el paciente es hombre, mujer, calvo, ayer meó color azul o es hidrólogo médico. La aciertas igual.

Acertar es todo, querido amigo. Acertar te da NETAS. Como hemos visto con anterioridad, cada especialidad requiere un número de orden. Bien, pues tu número de orden depende en un 90% del examen MIR. Consta de 235 preguntas, y cada pregunta errona resta 0.33 al total.

Aquí tienes una tabla, para hacerte una idea, de cuantas netas necesitas para cada caso, tomando como ejemplo el MIR 2014 y un expediente medio (1,80 sobre 4).

- Número 1: 200 netas.
- Número 100: 180 netas
- Número 1000: 157 netas.
- Número 2000: 146 netas.
- Número 3000: 135 netas.
- Número 4000: 125 netas.
- Número 5000: 115 netas.
- Número 7500: 82 netas.

El ministerio decidió desde 2012 establecer una nota mínima necesaria para poder optar a una plaza (el 35% de los diez mejores expedientes). Y lo hizo sabiamente, para evitar el show que estaba teniendo lugar; Al haber más plazas que gente dispuesta a coger familia, podías escoger dicha especialidad aunque hubieras tenido un examen CATASTRÓFICAMENTE penoso.

Me explicaré. Si te presentabas al examen sin haber estudiado nada (nada es nada, cero, vacío, *nothing*. Puede que los más repelentes no entendáis que es eso), marcabas en todas las opciones la D y obtenías un resultado de un par de netas positivas, aún tenías posibilidad de escoger.

Para ir luego a urgencias en julio, con los residentes "10 netas" recién llegados. ¡HUYE DE AHÍ! Antes de que te den propranolol siendo asmático.

Cada par de semanas o semanalmente, según el lugar escogido, las academias te instan a realizar un simulacro MIR. Con sus 235 preguntas, y sus netas finales. En función de tu resultado, establecen el llamado percentil, tu posición con respecto al resto del grupo, siendo 100 la supremacía y 0 la peste *medicinil*.

Luego, las academias te hacen corregir esos simulacros, para intentar concienciarte sobre las preguntas en las que has errado. Durante la corrección del simulacro, las academias incorporan textos sencillos, explicándote el porqué de cada respuesta, o aportando comentarios ULTRA útiles como:

-Ésta pregunta era sencilla. Repasa el temario si no la has acertado.

-No te preocupes si has fallado ésta pregunta. Éste tema es muy raro.

-Ésta pregunta era muuuuy sencilla. NO puedes fallarla.

-Ésta pregunta era extremadamente sencilla. Joder, ¿en qué coño estabas pensando?

-Ésta pregunta podía haberla respondido tu hermana de 12 años. Eres un JODIDO deshecho social de mierda si no la has acertado. Vergüenza ajena. Sin comentarios. Eres la yersinia. La peste, inútil, que ni eso sabes ya.

No, no son exactamente así. Pero algún que otro pobre estudiante de MIR acaba creyéndose que verdaderamente es un deshecho social al fallar determinadas preguntas.

Tus netas y tus percentiles son TODO para el MIR. Pero no para ser médico, tranquilo.

El MIR es un invento extraño, cuyo objetivo no es ayudarte a ser mejor médico. Tan solo es una criba.

Llegado al punto de haber terminado la carrera, entras en ese asfixiante periodo "intensivo" de siete meses hasta el MIR. De julio a enero. Hay que ser mentalmente muy fuerte, y es importante que no sucumbas al terror. Durante éste tiempo vas a observar como algunos de tus compañeros mutarán en pollacentiles, cuya única finalidad es tener un mejor número que el de al lado.

Estudiarás de lunes a sábado hasta dar por concluida ésta pequeña "oposición". No, el MIR está lejos, muy lejos de resultar una oposición mínimamente complicada, con una distribución de plazas de 1 por cada 2 candidatos.

Existen cientos de oposiciones para los que uno ha de estudiar 12h diarias durante años, con ratios 1 plaza cada 30 personas. Esto no quiere decir que nosotros no nos peguemos un buen palizón estudiando, que lo hacemos. Tan solo es un mensaje de esperanza. No desesperes, y mucho menos, lloriquees. Si tu pasión oscura es la cirugía, podrás llegar a ella con un estudio intensivo, éste, o el año siguiente. Fin de la historia.

Pero por favor, reconsidera la cirugía. La vida es demasiado fabulosa como para ser carnicero el resto de tu vida.

13. Fauna no médica

La máxima expresión de la archiconocida cadena de mando sanitaria se vive en la "grandeza" de los hospitales, no tanto en sus centros de salud o ambulatorios adyacentes.

Cadena de poder, esa aterradora palabra. Lo que describo en éste capítulo con mayor o inexistente gracia, es una realidad que si bien llevada al extremo, acecha en prácticamente cada hospital. No digo, ni diré en ningún momento, que éste sistema sea beneficioso, porque éste libro no pretende hacerse pasar por una tertulia moral de las malas.

Suficiente teoría. No solo de otros médicos vive y sobrevive el pobre alumno en el hospital. Las interacciones con el resto de la fauna y la flora del hospital (la flora vendrían a ser los visitadores médicos, que también dan para escribir un libro aparte) son múltiples, diversas, y generalmente enriquecedoras.

Generalmente.

Ah, la jerarquía hospitalaria. La estrangulante jerarquía, donde cada profesional tiene prefijado un status social determinado, gracias a la herencia de las ridículas conductas que nos deja el pasado.

Charlemos sobre ello, comenzando por la clásica pirámide del poder:

1. **Jefazos del hospital**
2. **Jefe de servicio**
3. **Adjuntos**
4. **Enfermeras jefas**
5. **Adjuntos panolis**
6. **Residentes mayores**
7. **Enfermeras**
8. **Resis R1**
9. **Auxiliares**
10. **Estudiantes**

Conviene aclarar, antes de diseccionar los aquí nombrados uno a uno, que la jerarquía hospitalaria no es una jerarquía médica. Esto es, no solo afecta a médicos que se creen en un estrato superior. Lo peor y más temible es que cada uno de los números arriba expuestos, se cree un poquito más que todos los inmediatamente por debajo.

Tienes razón, no todo el mundo es así. Hay gente buena en el mundo, y eso es fantástico, y maravilloso. Pero a estas alturas ya debes saber que para Jungla premédica, todo es blanco o negro. Centrémonos en el preocupante porcentaje negro.

Como es obvio, todo comienza con los jefes del hospital. Gestores, a fin de cuentas. Al parecer, la gracia de los jefazos es que cuanto menos sepan de medicina, mejor. Así no serán plenamente conscientes de lo que supone recortar por aquí, o cancelar por allá. Manejan los números, tratando el hospital como a un negocio más. Con los ojos vendados.

A pesar de que éste libro no tiene por finalidad construir un discurso politizado sobre la sanidad pública o privada, tan solo queremos recordar lo obvio. Si la sanidad depende del estado, sin billetes de por medio, la prioridad es la salud a través de la efectividad y la eficiencia. Si la sanidad se transforma en un negocio, la prioridad es el dinero.

Y para ganar dinero, un hospital privado puede ser muy (demasiado) flexible a la hora de ingresarte, visitarte, o realizarte pruebas innecesarias, si con ello aumenta la caja. Un negocio.

Los gestores, a fin de cuentas, no saben ni quieren conocer nada sobre las personas detrás de cada enfermedad.

Pero sigamos con la pirámide. Tras el macabro reinado de los gestores, están los jefes de servicio. Bien pensando, ser jefe de servicio debe suponer una espiral de catastrófica agonía para la mente.

Indudablemente, ganas una serie de ventajas que no son moco de pavo: Poder, dinero, e influencia. Cual mafioso.

Si eres el jefe, tienes garantizada una consulta externa privada que te hará olvidar cualquier penuria económica. Ganas poder a la hora de tomar decisiones propias y sobre los demás. Y como no, influencia con respecto al resto de trabajadores, en tus publicaciones, etc. Al final, lo más jugoso es el poder, que no parece comprarse con dinero.

Todo ello, claro está, mientras estés dispuesto a pagar el precio; QUEJAS. Muchas quejas. Lloros. Acusaciones. Conflictos. Malos rollos. Para ser jefe has de tener los testículos/ovarios de piedra, preparado para una marea de flechas a discreción. Menudo dolor de cabeza.

Todas las miradas van a estar puestas en ti, y cualquier debilidad será explotada por tus enemigos para intentar sobrepasarte, devorarte. Muy *Juego de tronos*. ¿Merece la pena soportar dicha presión para ganar poder, influencia y dinero? ¿O conviene más, formar parte del siguiente escalón bajo el calor de una vida más tranquila?

Los adjuntos. Por lo general, adquieren una actitud bastante inteligente en cuanto a la relación con los demás profesionales. Saben que están prácticamente en la cima de la pirámide, y eso les permite gesticular sonrisas de humildad. Miradas de superioridad con falsas sonrisas de humildad.

Condescendencia. En su variante negativa, la amabilidad forzada que nace del sentimiento de superioridad hacia otra persona. Es de suponer que también los hay decentes, como hemos visto capítulos atrás.

Y de ahí pasamos a las enfermeras jefas. Tienen más poder que los adjuntos panolis, puesto que dominan un ejército de enfermeras-peón que puede destruir cualquier ente físico y material. Por lo general son señoras profesionales, con algo de mala leche, y cansadas de soportar la superioridad médica. Por ello, y por su edad, no te van a pasar ni una.

Los adjuntos panolis tampoco se lo han montado nada mal. Su posición es relativamente cómoda, al no tener que dar explicaciones a nadie, y tampoco la responsabilidad administrativa de un jefe de servicio. Ellos no buscan ascender en la pirámide de poder ni ser jefes de servicio, a diferencia de los otros adjuntos. Eso les permite relajarse, y dejar que el resto se destruya entre sí.

Por debajo de ellos, los residentes mayores. Los R4 prácticamente son vistos como pequeños adjuntos, listos y empaquetados para comenzar a ascender en la pirámide. Sin embargo, con el resto de R tienen lugar fenómenos extraños.

Quizás algunos de vosotros habréis escuchado hablar del fenómeno R2 y R3; son los años en los que los residentes acumulan el mayor número de errores.

Los R1 acaban de llegar al hospital, y están francamente acojonados. Consultan 4 veces la dosis antes de administrar cualquier fármaco, llaman y se arrastran por el adjunto que sea necesario, y no se fían ni un pelo de sí mismos. Saben que son un pequeño caos en progresiva instrucción. Bien sabido.

Los R4 y R5, por su parte, dominan prácticamente cualquier situación, porque han aprendido a base de codos... y sobretodo de palos. Muchos palos. Porque no hay nada que te haga aprender más la lección que una cagada de magnitud 3/5 o más. Las broncas posteriores y la vergüenza harán que nunca más quieras repetir ningún altercado.

Escala ADI: Graduación de cagadas.

1/5: Le has dado la documentación de un paciente a otro.

2/5: Le has metido un antibiótico que ni cubre (ni roza) el germen que sufre.

3/5: Le has dado la medicación de un paciente a otro distinto.

4/5: Has desfibrilado a un paciente al que solo se le habían despegado las pegatinas del ECG.

5/5: Nefrectomía del riñón derecho, siendo el izquierdo el que tenía cáncer.

Gráfico 13.1. Escala ADI (Acabada De Inventar) sobre el nivel de atrocidad que puede cometerse en la práctica médica.

Y en el limbo... se encuentran los R2 y R3. Ellos son una mezcla del desconocimiento que supone ser un residente joven, con el falso sentimiento de seguridad de "ya no ser el R1". Intentan ir de médicos avanzados, creen que saben lo suficiente, ya no consultan tanto como durante su época R1, y no saben tanto como un R4. De ahí la multiplicación de las cagadas.

Las enfermeras estándar viven su estancia en el hospital de forma discreta, si tratar de llamar demasiado la atención. En el caso de las más mayores, la llamada "jerarquía" se la suda ya completamente. Van a hacer su trabajo, a hacerlo bien, y todo lo demás, está de más. Sin embargo, entre las jóvenes existe cierto componente reivindicativo, camuflado bajo la más absoluta inocencia.

Las enfermeras desean llevar a cabo algunas tareas que hoy en día realizan los médicos. Prescripción de medicamentos con receta, diagnósticos básicos... Es decir, buscan aumentar su campo de actuación y ganar algo de responsabilidad. Y por qué no decirlo, notoriedad.

Eso es tan fantástico como maravilloso. El problema, es que tampoco están dispuestas a ceder parte de su trabajo a los siguientes. Es decir, se quejan porque nadie les permite realizar tareas médicas, pero ni se te ocurra plantearles la posibilidad de que sea el auxiliar quien aprenda a poner una vía, o cambiar el suero. Ese es SU territorio. Porque sí. Porque la enfermería lo quiere todo, y lo quiere ya. Y así, pronto, muy pronto, los enfermeros serán cirujanos, auxiliares, ATS, cardiólogos, dermatólogos, técnicos de rayos, gerentes de hacienda, repartidores de chuches, y limpiadores de cristales. Coño ya.

Dejando a un lado la exageración, las enfermeras forman parte, pues, del llamado sándwich médico. Es decir, reciben por arriba y por debajo, estableciéndose en un entorno que puede resultar perjudicial si no es controlado con algo de cordura.

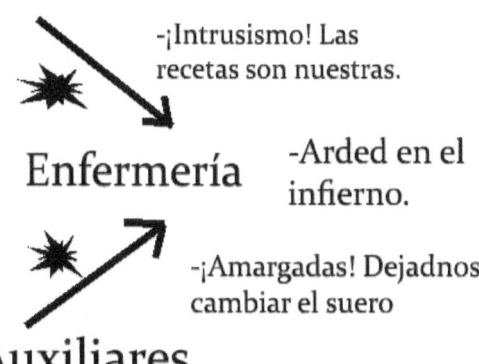

Medicina

-¡Intrusismo! Las recetas son nuestras.

Enfermería -Arded en el infierno.

-¡Amargadas! Dejadnos cambiar el suero

Auxiliares

Figura 13.2: Macro resumen gitano de la sanidad.

Por debajo de ellas encontramos a los recién llegados, residentes de primer año. Vienen con toda la ilusión del mundo, y por suerte, su humildad aún está intacta. Son como crías de león, muy inocentes y bastante inofensivas... pero uno sabe siempre que esas crías terminarán convirtiéndose en leones de la jungla más carnívora.

Los auxiliares, un peldaño más abajo, parecen absolutamente desconectados de cualquier equipo multidisciplinar. Las enfermeras no les aceptan como iguales. Es más, muchas veces son víctimas de la enfermería, que trata de hacer con ellos lo que el médico con el enfermero. Una relación de orden-obediencia, éticamente incorrecta en todas las variantes aquí expuestas.

Junto a ellos, los celadores, que hoy en día ni siquiera están reconocidos como profesionales sanitarios. Porque claro, aquí si no curas, no eres profesional sanitario. Como los hidrólogos médicos, ¿no?

Al formar parte de los últimos peldaños de la pirámide, los auxiliares/celadores han de soportar todo el peso de los escalones superiores. Ello provoca un incremento del chakra negativo (no sé qué cojones es el chakra, pero tú me entiendes) hacia el resto de compañeros, con sentimientos que van desde el recelo, hasta el mismo agotamiento.

Y por debajo de todos ellos, tú. El estudiante tiende a ser un adorno en los hospitales universitarios, especialmente en los cursos intermedios de carrera. Reciben dos agravios fundamentales:

Hospitales saturados de estudiantes: Hay casos más graves, otros menos llamativos. Pero lo cierto es, que en general los hospitales han de absorber una gran cantidad de estudiantes de forma semanal. De ésta manera, pueden llegar a formarse equipos de planta de más de seis o siete personas, o ser unos tres o cuatro personajes en la consulta del centro de salud del barrio más sencillo de la ciudad.

Estar en tu cama tranquilamente descansando, llamar a la puerta, y aparecer allí siete cabezas y catorce ojos debatiendo sobre diferentes enfermedades o partes de tu cuerpo. En el peor de los casos, el adjunto se anima y hace auscultar a todo el equipo a esa paciente.

El panorama es desolador. Cuatro personas intentando buscar un hueco libre en tu espalda o pecho para pegar a tu cuerpo un cacharro con el que oír tus entrañas. La imagen, desde fuera y sonando algo maleducado, parece la de un verdadero *bukkake* médico.

Los comentarios también están a la orden del día, y aunque por suerte son infrecuentes, pueden resultar alarmantes y fruto de una frialdad preocupante:

-¿Lo has oído no? —te pregunta a veces el adjunto, tras auscultar con vehemencia.

Tú puedes asentir en silencio, satisfecho. O responder:

-¿*Soplo diastólico, no?*

La cara del paciente será la misma. ¿Pero qué ~~cojones~~ me estáis contando?

Al final, la sobresaturación la paga el estudiante, la paga el paciente, y al final, todo el sistema sanitario. ¿La solución? Ni puta idea. Yo estoy aquí para describir amablemente diferentes mierdas observadas durante la carrera. No le pidas peras al olmo.

El segundo agravio es igualmente ridículo. Algunos adjuntos reniegan del título o del nombre del hospital en el que trabajan. Esto es, no han entendido lo que es un hospital UNIVERSITARIO, y expresan su disconformidad con atender a los estudiantes.

Es decir, accedieron a trabajar en un hospital universitario pero no quieren enseñar a los universitarios. El mundo, amigos, se está volviendo loco. Y estos subnormales deberían estar en la calle, por no querer realizar su trabajo. La privada os espera con los brazos abiertos.

El problema es que los jefes de servicio muchas veces acceden a su petición de no recibir a ningún estudiante. Aunque, ¿qué más da? Si no tiene más remedio que recibirte, te ignorará sin más, y listo.

Así que si éste es tu caso, y te ha tocado ser el pupilo de un engendro de las cavernas, no te cortes. Lanza preguntas, fuerza sonrisas, simula que eres feliz en ese *pudding* de mierda. Al menos así le recordarás a ese adjunto cuál es su trabajo, y el mundo será ~~un lugar mejor~~ igual de jodido.

En todo caso, el papel del estudiante de medicina y su responsabilidad durante las prácticas es irrisorio en comparación con el de otras carreras parecidas. En enfermería como mejor ejemplo, los jóvenes aprendices prácticamente ya son enfermeros durante su último año, mientras nosotros, seis años después, continuamos sentados en la consulta junto al médico.

En medicina todo va más despacio. Y el sueldo no es una excepción. La enfermera recién salida del horno (3 o 4 años de carrera, sin especialidad) puede acumular unas ganancias de 1800€ mensuales brutos en España, mientras su compañero residente (6 años + 1 año preparando el MIR) cobra unos 1500€ brutos.

¿Está justificada la brecha? Probablemente. Otra cosa es el mal uso del residente que hacen los hospitales. Es decir, como residente no vas a ser más que un aprendiz de médico especialista, y como tal, estás ahí para aprender. El pilar fundamental de la residencia es la enseñanza, no recibir hostias. Y su sueldo debería ser acorde.

El problema, como no, es que los terroríficos hospitales han visto en los residentes una mano de obra barata y servicial. Por ello imponen jornadas más largas y con responsabilidades propias del adjunto, a personas que no cobran lo que se merecen.

Así que basta ya, señor ministro de sanidad que exista en el presente. O se reduce la carga del residente o se le aumenta el sueldo. De lo contrario, quizás algún día podría iniciarse una verdadera huelga entre los residentes... y cómo consecuencia...

Espera, que esto es muy fuerte decirlo así, a pelo.

Como consecuencia... quizás tengan que ocuparse de la planta, SOLO LOS ADJUNTOS. Escalofriante.

14. Reaclaremos.

Sí, ya sé lo que puedes estar pensando. El último capítulo y este engendro de los infiernos todavía no ha dicho una sola cosa buena de medicina. Vaya, vaya. Se nos ha ido el tiempo volando con tanta mierda que recordar. Ahora me siento un poco mal.

I'm sorry, había mucho contenido, y uno no podía dejar pasar por alto ni la más mínima perla médica.

No te apures, tiene que haber de todo. Si lo que buscabas era una biblia que te hiciera recordarlo lo magnífico de esta nuestra carrera, aún hay esperanza. Viaja hasta Amazon, o cualquier librería derivada, e introduce en el buscador "Medicina", seguido de cualquier palabra hiperglicémica: "Medicina + Sentimientos", "Medicina + estudiante", "llorar + medicina", "La carrera suprema y *más mejor* de todas".

Y ya está, seguro que aparecen decenas de libros con casos clínicos cargados de emotividad y sentimientos, ambos ausentes en este frío y cruel escrito. Yo no lo he investigado, pero seguro que la búsqueda da sus resultados.

Si has caído en la desgracia de leer Jungla premédica siendo residente de Hidrología médica (es que suena gracioso. ¡R1, rotación por planta de hidromasajes!)... te pido perdón. Me curo en salud. Que la vida es muy puta, no vaya a ser que me tropiece y acabe en uno de esos balnearios. ¡Viva la hidrología y el agua fresquita!

Llegados al final, tan solo diré que el objetivo de escribir sobre esta jungla médica no era otro que divertir. Al menos, aprovechar lo vivido, comprimirlo en un libro, y dar a conocer un poquito de esa otra cara de la medicina de la que rara vez se habla.

Sobra decir que jungla premédica no es más que un esperpento, una exageración de la vida cotidiana llevada al extremo, cuyo único fin es entretener, y sacarle un poco de humor a estos seis años y sus repelentes condiciones de vida mutante. La intención del libro está lejos de pretender burlarse ni reírse de nadie en concreto, más bien, caricaturizar parte del comportamiento que de tanto en tanto, TODOS hemos tenido durante la carrera.

Vale, me estoy bajando los pantalones. Me has pillado. Joder, entiéndeme, es por si alguien termina por identificarme en la vida real. Así no quedaría tan mal. ¿Y si me descubren? ¿Qué hago? Pues lloriquear a los adjuntos y afirmar que me arrepiento de las injurias aquí escritas. Que parezco subnormal.

Seguro que también has caído en la cuenta de que los títulos de cada capítulo son poco más que una broma. Empiezan hablando de cualquier tema, y poco a poco degeneran hasta terminar en la otra punta del cochino universo. *I'm sorry.* Tienes toda la razón.

Y como premio final por haber conseguido acabar este, nuestro pequeño montón de estiércol llamado Jungla premédica, tienes derecho a expresarte. Y tanto que sí. ~~Ve al espejo más cercano y cuéntate a ti mismo tú opinión.~~ Por eso puedes enviar cualquier crítica constructiva, destructiva, lloro, felicitación, insulto, opinión, onomatopeya, boñiga o derivado a:

- junglapremedica@hotmail.com (que es la dirección de email oficial y real. Lo juro por Hipócrates, fíjate que nivel de seriedad).

- Visitando la web oficial y soltando allí todos los improperios que te apetezca (www.junglapremedica.blogspot.com). Internet es anónimo, y escribir, gratis.

Toda aportación será revisada por el asombroso equipo y *managers* responsables de Jungla premédica. (Que sí, que voy de farol. Que lo leeré yo y poco más).

Ha sido todo un placer poder compartir contigo esta macabra lluvia de cuchillos. Un repelente saludo, y nos vemos en la siguiente etapa. La mortífera jungla médica.

Dedicado a todos aquellos que formaron junto a mí un aquelarre durante y contra la carrera, a la que quiero, después de todo.

En especial a un topo, coescritor espiritual y compañero de aventuras, sin el que nada de esto hubiera sido posible. Eternamente agradecido.

JUNGLA PREMEDICA

www.ingramcontent.com/pod-product-compliance
Lightning Source LLC
Chambersburg PA
CBHW030806180526
45163CB00003B/1161